PHARMAKOLOGIE DES HERZVERSAGENS

PHARMAKOLOGIE DES HERZVERSAGENS

VON

DR. JOHN McMICHAEL

Professor der Inneren Medizin
an der Post-Graduate Medical School der Universität London

ÜBERSETZT VON

DR. HERBERT VETTER

II. Medizinische Universitätsklinik Wien

MIT EINEM GELEITWORT VON

PROF. DR. H. W. KNIPPING

Direktor der Medizinischen Universitätsklinik Köln

MIT 24 ABBILDUNGEN

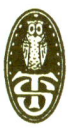

VERLAG VON DR. DIETRICH STEINKOPFF
DARMSTADT 1953

Titel der Originalausgabe:

PHARMACOLOGY OF THE FAILING HUMAN HEART
by
JOHN McMICHAEL, M.D., F.R.C.P.
Professor of Medicine in the University of London
at the Post-Graduate Medical School of London

Blackwell Scientific Publications Oxford

ISBN-13: 978-3-7985-0061-7 e-ISBN-13: 978-3-642-87818-3
DOI: 10.1007/978-3-642-87818-3

ALLE RECHTE VORBEHALTEN

GELEITWORT

Die Herzklinik hat im letzten Jahrzehnt starke Impulse aus den glänzenden Fortschritten der herzchirurgischen Technik bekommen. Letztere sind wiederum undenkbar ohne die neuen analytischen Möglichkeiten, welche die Herzsonde eröffnet hat. FORSSMANN hat zuerst hier in Deutschland die Herzsondierung an sich selbst gewagt. In Deutschland war es aber dann bald still geworden um diese, dem Außenstehenden allzu strapaziös erscheinende Methode.

Heute ist die Herzsondierung vor den verschiedenen neuen segensreichen operativen Eingriffen, z. B. bei kongenitalen Vitien, die wir vor allem BLALOCK und HELEN TAUSSIG verdanken, nicht mehr zu entbehren. Man kann unmöglich in dieses komplizierte Zusammenspiel der Herzhälften, der Klappen, der großen Gefäße und der nervalen bzw. humoralen Steuerorgane operierend und damit oft außerordentlich hart eingreifen, ohne sich mit Hilfe der Herzsonde über die funktionellen Gegebenheiten vorher genau zu unterrichten. Nunmehr ist das Indikationsgebiet der Chirurgie des Herzens und der großen Gefäße ganz erheblich ausgeweitet worden. Ich denke an die Operation der Mitralstenose, an die Herzklappenplastik, an die Umleitung der Stauung bei alten Linksinsuffizienzen, an die operative Verbesserung der Herzmuskeldurchblutung und vieles andere mehr. Mit der Verfeinerung der Herzsondierung vor allen diesen Eingriffen hielt die Verbesserung der intrakardialen Druckregistriertechnik Schritt.

Die neuen, vorzüglich durch die Herzchirurgie inaugurierten analytischen Vorstöße kommen nun der internistischen Betrachtungsweise des Herzens in großem Stil zugute. Unsere Auffassung über die Herzschwäche und die Dekompensation konnte wesentlich vertieft werden. Die Pharmakologie und speziell die „klinische" Pharmakologie des Herzens hat nicht weniger von diesen Dingen profitiert. Und zwar so sehr, daß Klinik und Praxis keinesfalls an den jüngsten speziellen Fortschritten in der Behandlung mit Theophyllin, Digitalis, Strophanthin etc., welche in der vorliegenden Monographie anschaulich und unter Berücksichtigung der bekannten und anerkannten, vielfach mit der Herzsonde erzielten Ergebnisse der Schule McMichaels erörtert werden, vorübergehen können.

Der Herzkatheter, die Kondensatormanometer von Tybjaerg-Hansen u. a. und das Hamilton-Manometer stehen heute sowohl in den klinischen wie auch in den theoretischen Laboratorien der angelsächsischen Länder im Mittelpunkt des Interesses. Merkwürdigerweise sind hier in Deutschland, wo doch Forssmann zuerst die Herzsondierung geübt hat, diese neue analytische Welt und die entsprechenden pharmakologischen und klinischen Ergebnisse lange Zeit weniger beachtet worden. Die Kriegs- und Trümmerjahre haben uns von jener Entwicklung zu sehr getrennt. Als wir vor etwa 4 Jahren in der Kölner Klinik die intrakardiale Herzinnendruckmessung aufgriffen, hatten wir selbst große Bedenken und hatten auch mit gewissen Widerständen uns auseinanderzusetzen. Mein Mitarbeiter Doz. Dr. Bolt, welcher bei weit über 800 sondierten Einzelfällen vielleicht die größte Erfahrung mit der Herzinnendruckmessung im Bundesgebiet besitzt, hat mich indessen von der Ungefährlichkeit der Herzsondierung überzeugt, wenn sie nur sorgfältig geübt wird. Von den Patienten wurde diese Technik als wenig störend empfunden. Die Ergebnisse belohnen vielfältig die Mühen, ohne welche diese minutiöse Technik nicht anwendbar ist. Das gilt insbesondere für die operativen Fälle. In der Routinepraxis ist der Gewinn für die medikamentöse Therapie und die gutachterlichen Probleme gleichfalls ganz ungewöhnlich.

So möchte ich dem wertvollen Buche von Prof. McMichael, welches eine Vorstellung von der Bedeutung dieser neuen großartigen Entwicklungsphase der Herzklinik gibt und welches nun in der werkgetreuen Übersetzung des verdienten Wiener Kardiologen Vetter vorliegt, einen großen Leserkreis nicht nur in den theoretischen Instituten und in den Kliniken wünschen. Ich halte es für erforderlich, daß auch der Praktiker über die Ergebnisse jener pharmakologischen intrakardialen Studien unterrichtet ist.

Köln, Frühjahr 1953

H.W. KNIPPING

VORWORT DES AUTORS

Die Entwicklung der intrakardialen Kathetertechnik zu einer am Menschen anwendbaren physiologischen Untersuchungsmethode hat der Erforschung des Problems des versagenden Herzens ein neues und weites Feld eröffnet. Das Herz kann nun direkt untersucht und seine Arbeit und sein hämodynamisches Verhalten unmittelbarer als je zuvor beobachtet werden. Einige ältere, unvollkommen ausgearbeitete Theorien der Dekompensation sind verbessert worden, manche mußten im Gefolge neuerer Beobachtungen verworfen werden. Wir haben während der vergangenen acht Jahre an der Post-graduate Medical School of London mit diesen neuen Methoden eine systematische Untersuchung einer Reihe von Patienten mit den verschiedensten Formen des Herzversagens durchgeführt. Von Zeit zu Zeit haben wir es unternommen, über unsere Ergebnisse zu berichten, aber die wachsende Erfahrung in unserer eigenen Gruppe und an anderen Schulen hat viele unserer früheren Vorstellungen als allzu einfach erscheinen lassen. Wir sollten mit FULLER ALBRIGHT sagen, daß „jede aufgestellte Hypothese zu unmerklichen Veränderungen neigt". Arbeitshypothesen werden auf der Basis bekannter Tatsachen und durch die Anwendung der vorherrschenden physiologischen Anschauungen aufgebaut, doch zwingt die unerbittliche Entwicklung der Forschung dauernd zu entsprechenden Abänderungen. Die früher geäußerte Ansicht, daß eine primäre Herabsetzung des Venendruckes für Erfolg oder Mißerfolg der Digitalistherapie verantwortlich sein könnte, kann nicht mehr länger aufrechterhalten werden. Was diese Hypothese hauptsächlich so anziehend machte, war, daß sie eben eine mögliche Erklärung für die wechselnden therapeutischen Wirkungen dieser Droge bot; aber Brauchbarkeit ist kein Ersatz für Genauigkeit und das ganze Problem ist von neuem wiederum im Schmelztiegel. Beobachtungen sind wichtiger als Deutungen; wenn auch Theorien verworfen werden müssen, so werden doch Tatsachen gewonnen und vermehrt. Auch in der genaueren Registrierung der intrakardialen Druckwerte wurden technische Fortschritte erzielt. Ich begrüße daher die Einladung des Verlages, die jetzige Situation im Lichte der neuen, uns nun zur Verfügung stehenden Erkenntnisse in einer Übersicht zusammenzufassen.

Es gibt keinen Zweifel, daß zu Beginn der Herzkatheteruntersuchungen die meisten Forscher zu sehr von geringen Veränderungen des Herz-Minutenvolumens beeindruckt waren, die heute als statistisch insignifikant angesehen werden müssen. Bei Anwendung einer immerhin etwas groben Technik bestand ein allzu großes Bestreben, alle nur erreichbaren Zahlen zu verwenden und jeden nur möglichen Schluß zu ziehen. Nun, da die Gefahrlosigkeit und Verläßlichkeit der Methode bewiesen und allgemein anerkannt ist, erkennen wir aus einer weit größeren Erfahrung, daß die ersten Schlüsse auf einer zu kleinen Anzahl von Versuchsergebnissen beruhten. Größere Beobachtungsreihen und ein kritischeres Herangehen an viele der wesentlichen Probleme werden notwendig sein, bevor man diese in der richtigen Perspektive sehen wird.

Die Untersuchungen, über die hier berichtet werden soll, hätten niemals ohne die loyale Unterstützung meiner Abteilungskollegen und meiner wissenschaftlichen Mitarbeiter durchgeführt werden können. Ich möchte besonders Prof. E. P. SHARPEY-SCHAFER, Dr. S.

Howarth und Dr. Paul Wood und aus den letzten Jahren die Herren Ahmed, Bayliss, Kelly, Reid, Etheridge und Hyman erwähnen. Persönlicher Kontakt und ungebundene Diskussion mit den Herren Andrè Cournand, Dickinson Richards, Eugene Stead, J. V. Warren, J. Lenègre und Lars Werkö haben dazu beigetragen, die geäußerten Ansichten zu formen. Prof. Lenègre und Prof. Loubatières haben mir freundlicherweise einige unveröffentlichte Daten zur Verfügung gestellt.

Es fügt sich gut, daß diese kurze Monographie in den American Lecture Series erscheint, denn die ihr zugrunde liegenden Ergebnisse wurden bereits an verschiedenen Orten der Vereinigten Staaten in Vorträgen mitgeteilt, von denen ich insbesondere die folgenden zu lesen die Ehre hatte: die Henry Jackson Lecture vor der New England Heart Association, 1947; Gastvorlesungen vor der California Heart Association, 1948; die John M. Musser Lecture an der Tulane University, New Orleans, 1948; die Thayer Lectures am Johns Hopkins Hospital, Baltimore, 1948.

London, 1950. **John McMichael**

VORWORT DES ÜBERSETZERS

Herr Prof. McMichael hat dem Übersetzer freundlicherweise eine Reihe von Ergänzungen und Änderungen des ursprünglichen Originaltextes für die vorliegende deutsche Übersetzung zur Verfügung gestellt. Dadurch weicht diese an vielen Stellen von der englischen Erstfassung ab. Ferner hat sich der Übersetzer bemüht, durch möglichst freie Übertragung die Diktion dem deutschen medizinischen Sprachgebrauch anzupassen und Anglizismen, soweit dies möglich war, zu vermeiden, ohne dem Büchlein jene bewundernswerte Bescheidenheit und kritische Einstellung zu nehmen, die, wie der Übersetzer überzeugt ist, auch der deutschsprachige Leser als dessen besondere Vorzüge empfinden wird.

Wien, Ende 1952.

HERBERT VETTER

INHALT

Geleitwort von Prof. Dr. H. W. Knipping	V
Vorwort des Autors	VIII
Vorwort des Übersetzers	XI
Kap. 1: **Allgemeine Ansichten über das Herzversagen**	1
Kap. 2: **Das Verhalten des versagenden Herzens; seine Reaktion auf Aderlaß und Quecksilberdiuretika**	9
Starlings Herzgesetz	9
Überlastungsdekompensation	12
Der Aderlaß	14
Quecksilberdiuretika	16
Kap. 3: **Theophyllin – Äthylendiamin**	20
Kap. 4: **Digitalis und Strophanthin**	27
Die Signifikanz und Verwertbarkeit der Bestimmungen des Minutenvolumens und des intrakardialen Druckes	28
Intrakardiale Druckmessungen	30
Die stimulierende Wirkung der Digitalis auf den versagenden Herzmuskel	36
Herabsetzung des Venendruckes ohne Änderung des Minutenvolumens sowie weitere Reaktionen des rechtsventrikulären Druckes	45
Frequenzabnahme und Veränderung des Minutenvolumens	51
Blutdruckerhöhende Wirkung	53
Die Erzeugung ektopischer Schläge	54
Wirkungsgeschwindigkeit, Kumulation	55
Kap. 5: **Spezielle therapeutische Probleme**	57
Die Herzschwäche der Hypertonie	58
Ischämische Herzerkrankungen	58
Klappenerkrankungen	59
Akute Nephritis	60
Cor pulmonale	60
Erkrankungen des Perikards	63
Angeborene Herzerkrankungen	63
Anfallsweises akutes Linksversagen	63
Literatur	67

Kapitel 1

Allgemeine Ansichten über das Herzversagen

Es ist jetzt ungefähr fünfzehn Jahre her, daß die Vorstellung, wonach eine organische Erkrankung des Herzens notwendigerweise mit einer Herabsetzung des Herz-Minutenvolumens verbunden sein müsse, von HARRISON (1) mutig angegriffen wurde. Obwohl zu jener Zeit die Methoden der Herz-Minutenvolumensbestimmung beim Menschen noch vorwiegend indirekt waren, war er doch bereit, deren Ergebnis zu akzeptieren, wonach das Herz-Minutenvolumen bei Herzkranken selbst im Zustand der Dekompensation nicht unbedingt niedrig sein müsse. Untersuchungen mit Hilfe des Herzkatheters haben nun sehr klar gezeigt, daß gewisse Typen des Herzversagens mit einem Ruhe-Minutenvolumen verbunden sein können, das sogar über der normalen Höhe liegt, die bei einem in Ruhelage befindlichen Erwachsenen im Durchschnitt ungefähr 5,3 lit/min beträgt. Vom hämodynamischen Gesichtspunkt aus kann man daher die Herzdekompensationen in eine Gruppe mit n i e d r i g e m und eine solche mit h o h e m Herz-Minutenvolumen einteilen (2, 3)*).

In der Gruppe mit niedrigem Minutenvolumen finden wir jene Dekompensationen, die das Ergebnis einer im Herzen selbst liegenden Erkrankung wie z. B. einer Klappenaffektion oder einer ischämischen Erkrankung sind. Auch die Hypertonie fällt in die gleiche Kategorie, denn offensichtlich bewirkt die durch den erhöhten arteriellen Widerstand hervorgerufene mechanische Überlastung des Herzens letztlich einen ähnlichen kardialen Zusammenbruch, wie er durch stenotische oder insuffiziente Klappen verursacht wird.

Hingegen tritt der Typus der Dekompensation mit hohem Minutenvolumen bei jenen Erkrankungen auf, die von Anfang an mit einem gesteigerten Minutenvolumen einhergehen. Zu diesen Zuständen gehören:

---

*) Im Original: „low output failure", bzw. „high output failure" (Anm. d. Übers.).

1. die schwere Anämie,
2. die Beri-Beri-Krankheit,
3. das Emphysem und
4. die mechanische Überlastung des Kreislaufes durch
   a) arterio-venöse Aneurysmen und
   b) ausgedehnten Morbus Paget.

Begreiflicherweise sind die Anämie und das Emphysem aus verschiedenen Gründen mit einem herabgesetzten Sauerstofftransportvermögen des Blutes verbunden und eine genügende Sauerstoffversorgung der Gewebe kann nur durch einen schnelleren Umlauf des Blutes aufrechterhalten werden. In den Fällen der Gruppe 4 wird die Zirkulation durch einen zusätzlichen „parasitären" Kreislauf belastet, der durch eine lang andauernde Überlastung endlich zum Herzversagen führt. Alle jene Zeichen, die der Kliniker als Dekompensationserscheinungen kennt, können in dieser Gruppe gefunden werden: so besonders venöse Stauung, periphere Ödeme und Atemnot.

Diese beiden Gruppen der Dekompensation können klinisch dadurch unterschieden werden, daß Patienten mit hohen Minutenvolumina gewöhnlich warme Extremitäten und volle, gut gefüllte Pulse fühlen lassen. Die äußere Ursache der Kreislaufstörung, z. B. eine Anämie oder ein Emphysem, ist gewöhnlich erkennbar. Die praktische Bedeutung der Differentialdiagnose der beiden Gruppen liegt darin, daß sie verschieden behandelt werden müssen, denn die Therapie in der Gruppe der hohen Minutenvolumina sollte gegen die das Herz belastende Grundkrankheit gerichtet werden.

Fällt das Minutenvolumen im Herzversagen ab, so ist das klinische Bild ein anderes. Die Extremitäten beginnen kalt und blau zu werden und der periphere Puls wird klein. In extremis können selbst die Nase und die Fingerspitzen gelegentlich zyanotisch werden, die zentralen Venen, wie z. B. die Jugularvene, sind überfüllt, während die peripheren Venen, wie jene in der Cubita, sich wie Drähte zusammenziehen können.

Während die Unterteilung der Herzdekompensation in diese beiden gegensätzlichen Typen im allgemeinen deutlich erkennbar ist, sollte man sich doch vergegenwärtigen, daß sie doch nicht bei allen Zuständen scharf und vollkommen voneinander getrennt werden können (3). So kann man z. B. in fortgeschrittenen Stadien der Dekompensation des Emphysemherzens manchmal feststellen, daß das Minutenvolumen unter die normale Höhe absinkt (4). Man könnte sich auch vorstellen, daß die Thyreotoxikose in die Gruppe mit hohem Minutenvolumen fällt, doch fanden wir, wenn sie mit starker venöser Stauung und Ödemen verbunden war, das Minutenvolumen niedrig (5). Heute wird jedoch dieses Bild des Herzversagens selten gesehen, da die Wirksamkeit der modernen Antithyreotika es erst gar nicht zu einem solchen kommen läßt. In den frühen Stadien der Thyreotoxikose liegt aber das Minutenvolumen, wie zu erwarten, deutlich über dem Durchschnitt. Erste Zeichen des Herzversagens können in der Gruppe mit niedrigem Minutenvolumen auftreten, bevor das Ruhe-Minutenvolumen stärker gefallen ist, ja selbst dann, wenn sich das Minutenvolumen noch in normalen Grenzen bewegt. Dies gilt besonders bei Patienten, die ein Linksversagen im Gefolge eines Hochdruckes oder einer Aortenklappenerkrankung entwickeln. Bei solchen Patienten ereignen sich Anfälle von Atemnot und Lungenödem selbst dann, wenn das Minutenvolumen normal oder sogar etwas erhöht ist. Wir können uns vorstellen, daß das relativ suffiziente rechte Herz den geschwächten linken Ventrikel weitertreibt, daß aber der Auswurf des letzteren nur auf Kosten einer extremen pulmonalen Stauung aufrechterhalten wird, die die Atemnot verursacht.

Eine Herabsetzung des Ruhe-Minutenvolumens ist daher in den frühen Stadien der meisten Formen des Herzversagens nicht zu finden, sie wird erst in den späten Stadien deutlich. Es ist jedoch klar, daß unter allen Bedingungen, die zur Dekompensation führen, das Herz belastet und sein Vermögen, eine Mehrarbeit zu leisten, herabgesetzt ist. Wir können den Begriff des Herzversagens nicht anders als in der folgenden Form definieren: **das Herz versagt dann, wenn sein Vermögen, das Minutenvolumen zu erhöhen, ernstlich herabgesetzt ist und dieses nur auf Kosten eines erhöhten venösen Fül-**

lungsdruckes aufrechterhalten werden kann; die späten Stadien sind durch ein Minutenvolumen charakterisiert, das unter dem früheren Niveau liegt, wobei die Venenstauung weiter zunimmt.

Der Mechanismus, der die Erhöhung des Venendruckes bewirkt, stellt ein recht interessantes Problem dar (6). Es handelt sich sicher nicht um einen bloßen Rückstaueffekt, wenigstens nicht in den ersten Stadien der Dekompensation, da deutliche Anstiege des Venendruckes gefunden werden, obwohl das Minutenvolumen noch normal oder sogar erhöht ist. Unter diesen Umständen kann der Grund für die Ansammlung des Blutes auf der venösen Seite des Kreislaufes nicht darin liegen, daß das Herz nicht imstande ist, das Blut in die Arterien zu befördern. Eine bessere Erklärung scheint die zu sein, daß physiologische Mechanismen in Aktion treten, die der Aufrechterhaltung des erforderlichen Minutenvolumens dienen sollen. Hier müssen wir einen venomotorischen Adaptionsmechanismus fordern, der den Venendruck so ausreichend erhöht, daß das Minutenvolumen auf die erforderliche Höhe gebracht wird (Abb. 1).

Es ist wahrscheinlich, daß die frühen Erhöhungen des Venendruckes erstmals während Arbeit auftreten. Es konnte gezeigt werden, daß nur bei Herzkranken dauernde Erhöhungen des Venendruckes nach Arbeit auftreten (7). Bei Gesunden steigt der Venendruck nach Arbeit nur wenig an und geht nach Beendigung der Arbeit rasch wieder zu normaler Höhe zurück (6, 8). Dieser erhöhte Venendruck nach Arbeit bleibt bestehen, wenn das kranke Herz nicht imstande ist, sich von der Belastung zu erholen und die gute Wirkung der Bettruhe in den frühen Stadien der Dekompensation ist eine Erfahrung, die mit diesem Konzept übereinstimmt.

Obwohl wir über die Bettruhe als therapeutische Maßnahme beim Herzversagen kaum mehr aussagen können, ist sie in dessen Behandlung wahrscheinlich ebenso wichtig wie alle anderen Mittel zusammengenommen. Frühe Warnungszeichen der Dekompensation wie nächtliche Atemnot oder das Unvermögen, bergauf zu gehen, können in manchen Fällen sehr beträchtlich gebessert werden, wenn der Patient sein Wochenende im Bett verbringt. Man sollte sich

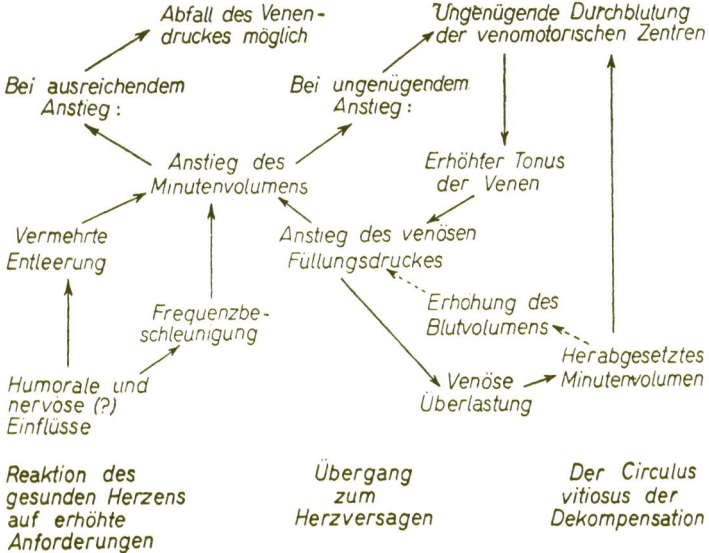

Abb. 1. Die Beziehungen zwischen dem Herzminutenvolumen und dem venösen Füllungsdruck beim Normalen und in der Dekompensation. Eine Erhöhung des Venendruckes spielt bei der Steigerung des Minutenvolumens beim Normalen keine große Rolle, solange nicht die Arbeitsbelastung zur Erschöpfung führt. Dieses Stadium wird jedoch beim Herzkranken früher erreicht, und so ist es möglich, daß in vorgeschrittenen Stadien der Dekompensation ein Circulus vitiosus entsteht, d. h. ein ungenügender Anstieg des Minutenvolumens bewirkt auf reflektorischem Wege eine Erhöhung des Venendruckes, die jedoch das Herz überdehnt und überlastet, was wiederum zu einer Verstärkung der Dekompensation führt. (Nach Amer. J. Med.)

daran erinnern, daß das Ruhe-Minutenvolumen des Normalen während ruhigem Stehen niedriger als in vollständiger Rückenlage ist (9). Auch der an nächtlicher Atemnot Leidende weiß aus eigener Erfahrung, daß er seinem Herz am ehesten Erleichterung verschaffen kann, wenn er sich auf seine Bettkante setzt. In gewissen kritischen Stadien der Dekompensation wird das Herz dann am meisten entlastet, wenn man den Patienten hoch lagert oder ihn in einem Herzbett oder hohen Lehnstuhl aufsetzt.

Zusätzlich zu den oben erwähnten, durch einen Überlastungseffekt charakterisierten Dekompensationstypen (der entweder durch äußere Faktoren oder chronische Veränderungen der Herzklappen oder des Myokards selbst hervorgerufen wird), gibt es andere Typen der Dekompensation, die hauptsächlich das Ergebnis einer mehr akuten Erkrankung des Herzmuskels sind. Zu diesen gehören die diphtheritische und rheumatische Myokarditis. Im allgemeinen herrscht heute die Meinung vor, daß während der akuten Phase solcher Erkrankungen von jenen Mitteln, die bei den mehr chronischen Typen angewandt werden, hinsichtlich ihrer therapeutischen Wirkungen nur wenig zu erwarten ist. Das Herzversagen, das mit diesen speziellen Herzerkrankungen einhergeht, wurde vom hämodynamischen und pharmakologischen Gesichtspunkt aus mit den neueren Methoden bis jetzt noch nicht untersucht.

Man sollte jedoch während der Behandlung kardialer Patienten nie das Myokard vergessen. Nur in der unmittelbaren Ansprechbarkeit und Anpassungsfähigkeit des Myokards liegen unsere Hoffnungen auf irgend eine günstige Beeinflussung des Verlaufes der meisten organischen Herzerkrankungen. Einige häufig vorkommende klinische Erfahrungen mögen dies illustrieren. Eine kardiale Dekompensation mit pulmonaler und peripherer Stauung kann z. B. im Verlauf eines akuten Koronarinfarktes auftreten. Mit Ruhe und Pflege kann man diese zum Verschwinden bringen und den Patienten für eine Reihe von Jahren wieder einem nützlichen Leben zuführen. Die anatomische Grundlage dieser Erholung ist wahrscheinlich eine „physiologische Hypertrophie" der nicht betroffenen Herzmuskelfasern. Oder man kann, in weniger dramatischen Fällen, Patienten mit verkalkten Aortenklappen oder einem verengten Mitralostium finden, die ihr sechstes oder siebentes Lebensjahrzehnt erlebt haben, bevor die Dekompensation manifest geworden ist. In vielen Fällen kann man nachweisen, daß die anatomische Läsion vielleicht schon an die zwanzig Jahre bestanden hat, und doch scheint der Adaptionsprozeß so vollkommen gewesen zu sein, daß sie während dieser langen Zeit mit mäßiger Arbeit durchaus vereinbar war. Im Gegensatz dazu zeigt bei jenen Patienten mit einer rheumatischen Herzerkrankung, deren Zustand sich während der letzten fünf oder zehn Jahre dauernd und unaufhaltsam verschlechterte, die Obduktion häufig eine noch schwelende rheumatische Myokarditis. In ähnlicher Weise dürfte das Herzversagen der Hyperthyreose nicht ausschließlich die Folge der lang bestehenden Tachykardie sein, sondern eher durch eine gewisse Stoffwechselstörung der Muskelkontraktilität verursacht werden. Man kann sich auch darüber Gedanken machen, warum eigentlich das Herz des Hypertonikers am Ende zusammenbricht. Ein chronischer gutartiger essentieller Hochdruck kann durch Jahrzehnte keine Beschwerden verursachen, bis plötzlich, ohne weiteren größeren Blutdruckanstieg, die Dekompensation auftritt. Anatomisch konnten bei solchen Patienten Herzmuskelveränderungen bis jetzt nicht überzeugend nachgewiesen werden, aber es besteht kaum ein Zweifel, daß ein anderes bedeutungsvolles Moment eingetreten sein muß, das die simple und physiologische kompensatorische Hypertrophie in eine dekompensierende Dilatation verwandelt hat.

Endlich müssen wir darauf hinweisen, daß es zwei Typen der Überlastung gibt, auf die das Herz verschieden reagiert. MÜLLER (10) hat im Experiment gezeigt, daß das isolierte Säugetierherz eine gesteigerte Arbeitsbelastung, die durch ein erhöhtes Minutenvolumen verursacht wird, viel besser bewältigen kann als eine ähnliche Belastung, die durch einen arteriellen Druckanstieg erzeugt wird. Das gesunde Herz kann sich wahrscheinlich auf die Anforderungen eines Minutenvolumens einstellen, das selbst mehr als fünffach höher als der normale Ruhewert sein kann. Wenn jedoch das Minutenvolumen konstant bleibt, der arterielle Druck aber plötzlich gesteigert wird, so führt eine Verdoppelung oder Verdreifachung des arteriellen Druckes sofort zur Dekompensation. Dies kann auch von der Klinik her illustriert werden. Ein akuter Anstieg des arteriellen Druckes, wie er z. B. bei der akuten Nephritis eintritt, kann mit Herzversagen und Atemnot einhergehen, obwohl der Druckanstieg an sich durchaus bescheiden bleiben mag. Andrerseits können Patienten mit traumatischen arteriovenösen Aneurysmen starke Erhöhungen des Ruhe-Minutenvolumens durch Jahrzehnte tolerieren. Der Verfasser hatte Gelegenheit, einen Patienten mit einem arteriovenösen Aneurysma der Femoralgefäße nach einer Schußwunde aus dem Jahre 1918 zu beobachten. Bis 1947 konnte der Patient ohne weiteres beträchtliche Arbeit leisten. Zu diesem Zeitpunkt alarmierte er seinen Arzt durch das Auftreten von Vorhofflimmern, worauf eine Herzkatheterisierung durchgeführt wurde; es konnte keine venöse Stauung gefunden werden, jedoch betrug das Ruhe-Minutenvolumen 12,1 lit/min. Der Patient hatte offensichtlich eine Erhöhung des Minutenvolumens in diesem Ausmaß durch mehr als 30 Jahre gut vertragen und entwickelte trotz des Auftretens von Vorhofflimmern keinerlei Symptome einer kardialen Überlastung. Ziemlich ähnliche Verhältnisse lassen sich beim Vorhofseptumdefekt beobachten. Bei dieser Erkrankung wird jenes Blutvolumen, das aus dem großen Kreislauf zum Herzen zurückkehrt, noch durch jene Blutmenge vermehrt, die vom linken in den rechten Vorhof gepumpt wird. Obwohl das Ruhe-Minutenvolumen des rechten Ventrikels bei solchen Fällen manchmal bis auf das Dreifache des Normalen erhöht sein kann (11), können die Patienten oft ein durchaus normales und aktives Leben führen. Ich habe einen jungen Mann mit einem Vorhofseptumdefekt gekannt, der jede Woche ein anstrengendes Fußballmatch durchstehen konnte. Ein vergrößertes Minutenvolumen scheint daher das Herz viel weniger zu belasten und ein weniger ausschlaggebender Anlaß zur Dekompensation zu sein als ein erhöhter peripherer Widerstand.

Die Reaktionen des Herzens auf Medikamente und andere Behandlungsmethoden der Dekompensation sind je nach den verschiedenen Ursachen dieses Syndroms verschieden. Aber sie differieren nicht nur von einer ätiologischen Gruppe zur anderen, sondern können auch vom Stadium der Dekompensation und vielleicht bis zu einem gewissen Ausmaß auch vom Tempo ihrer Entwicklung in jeder einzelnen Gruppe abhängen. So kann ein Herz, das keinerlei Effekt auf die Vertreter der Digitalisgruppe zeigt, wenigstens zeitweise noch auf Theophyllin-Äthylendiamin reagieren.

Kapitel 2

Das Verhalten des versagenden Herzens; seine Reaktion auf Aderlaß und Quecksilberdiuretika

STARLINGS Herzgesetz

Knapp vor dem ersten Weltkrieg untersuchte STARLING die Faktoren, die das Schlagvolumen des isolierten Säugetierherzens regulieren. Er stellte den Satz auf, daß die Größe des Schlagvolumens durch die diastolische Faserlänge bestimmt würde (12). Je länger die Herzmuskelfasern – innerhalb physiologischer Grenzen – seien, desto stärker sei die Kontraktion. Durch ein vermehrtes Einströmen von Blut in das isolierte Herz während der Diastole würden die Muskelfasern der Kammern gedehnt und damit das Schlagvolumen entsprechend erhöht. Die Menge des einströmenden Blutes sei hauptsächlich vom venösen Füllungsdruck abhängig. STARLING konnte demonstrieren, daß eine annähernd direkte lineare Beziehung zwischen dem venösen Füllungsdruck und dem Schlagvolumen*) besteht (Abb. 2). Die genaue Rolle, die der Druckfaktor selbst bei der Bestimmung der Faserlänge spielt, blieb jedoch immer etwas zweifelhaft. STARLING meinte, daß die diastolische Druckhöhe innerhalb des Ventrikels nicht der entscheidende Faktor sei; allerdings wurden die optischen Methoden, mit denen STARLING den diastolischen Druck registrierte, später von WIGGERS kritisiert. WIGGERS glaubte, daß die Stärke der Ventrikelkontraktion von sehr kleinen Veränderungen der diastolischen Anfangsspannung abhängig sei, die durch jene Methoden, die STARLING zur Verfügung standen, nicht erfaßbar waren (13). WIGGERS' Untersuchung schien den Einfluß des Füllungsdruckes auf das Schlagvolumen zu bekräftigen. In den letzten Jahren wurde jedoch die allgemeine Anwendbarkeit

---
*) Und damit auch dem Minutenvolumen, da im Herzlungenpräparat die Frequenz unverändert bleibt (Anm. d. Übers.).

des STARLINGschen Gesetzes auf das in situ befindliche Säugetierherz in Zweifel gezogen, und aus den Untersuchungen von WARREN und STEAD (14) geht hervor, daß das STARLINGsche Gesetz nicht mehr länger jene dominierende Stellung einnimmt, die man ihm einmal zugeschrieben hat. Die Leistung des normalen Herzens ist sicherlich nervösen und hormonalen Kontrollen und Regulationen unterworfen. Der Einfluß des venösen Füllungsdruckes spielt vielleicht nur eine kleine und eher unterstützende Rolle in der Regulierung der Herzleistung innerhalb der physiologischen Grenzen des normalen und gesunden Menschen.

Es gibt jedoch nichtsdestoweniger viele Gelegenheiten, bei denen der Einfluß des venösen Füllungsdruckes auf das menschliche Herz deutlich gezeigt werden kann. Die wichtigsten sind:

1. Der Einfluß der Körperhaltung. In aufrechter Stellung ist die Rückkehr des Blutes zum Herzen erschwert und der Druck in den großen, herznahen Gefäßen sinkt ab. Als Ergebnis dieses Druckabfalles wird das Minutenvolumen kleiner. Bei einem normalen Erwachsenen in Ruhelage beträgt es 5,3 lit/min und fällt auf 4 lit/min bei ruhigem Stehen (9).

2. COURNAND und seine Mitarbeiter (15) haben gezeigt, daß die Blutdruckamplitude und mit ihr wahrscheinlich das Schlagvolumen sich mit den Atembewegungen in einer Weise verändert, die mit dem STARLINGschen Gesetz in Einklang steht.

3. Das verminderte Minutenvolumen beim hämorrhagischen Schock reagiert recht eindrucksvoll auf intravenöse Kochsalz- oder Blut-Infusionen, wobei das Minutenvolumen zusammen mit dem venösen Füllungsdruck ansteigt (16).

4. Manchmal sieht man beim Normalen einen eindeutigen Anstieg des Minutenvolumens, wenn man den venösen Füllungsdruck durch eine Kochsalzinfusion erhöht (9).

Das STARLINGsche Gesetz stellt eine spezielle Anwendung einer fundamentalen physiologischen Eigenschaft der gestreiften Muskelfaser dar. Wenn es auch durch eine ganze Reihe verschiedener nervöser und humoraler physiologischer Adaptationsmechanismen überdeckt werden kann, so spielt es doch sicher eine Rolle in der Anpas-

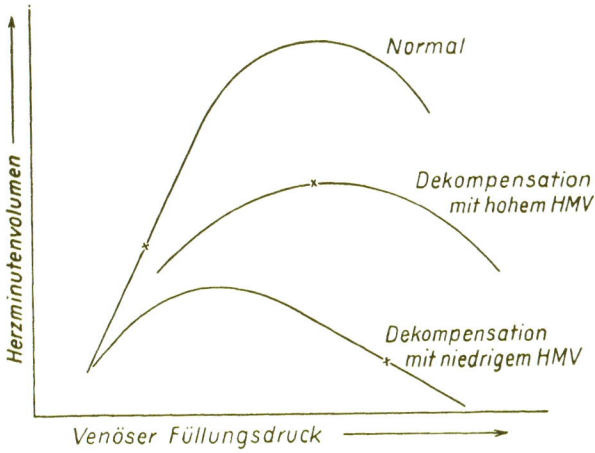

Abb. 2. Hypothetische STARLINGsche Kurven beim Normalen und bei Dekompensierten mit hohem bzw. niedrigem Minutenvolumen. Das normale Herz kann zugleich mit einem Anstieg des venösen Füllungsdruckes sein Minutenvolumen auf ein hohes Niveau heben. Im Herzversagen der Anämie wird wahrscheinlich das hohe Minutenvolumen wenigstens zum Teil durch den erhöhten Füllungsdruck aufrechterhalten, doch kann dessen weitere Erhöhung zu einer Abnahme des Minutenvolumens führen. Bei schweren Dekompensationen mit niedrigem Minutenvolumen ist das Herz in den meisten Fällen bereits in einem Zustand, in dem auch kleine Anstiege des Füllungsdruckes zu einem weiteren Abfall des Minutenvolumens führen. Gewöhnlich besteht die Reaktion in einer Erniedrigung des Minutenvolumens mit einer Vermehrung des venösen Rückstroms, während anderseits ein Aderlaß zu einer Verbesserung des Auswurfes führen kann. (Nach Clinical Science.)

sung des Herzens an eine Erkrankung. Wenn das Minutenvolumen des erkrankten und überlasteten Herzens unter sein Optimum zu sinken beginnt, steigt sein Restblut während der Diastole, die Muskelfasern werden gedehnt, und diese Dehnung führt wahrscheinlich die Vergrößerung und Hypertrophie herbei (17). Während der Dekompensation, sei sie aus kardialen Gründen oder aus peripherer Ursache (hämorrhagischer Schock) aufgetreten, kann das STARLINGsche Gesetz eine beherrschende physiologische Rolle spielen. So wird z. B. bei einer Herzbeuteltamponade die venöse Füllung durch den Druck, den die Flüssigkeit auf das Herz von außen ausübt, ungenügend (18). Hier kann ein erhöhter Venendruck als Kompensationsmechanismus angesehen werden (19). Eine Verminderung eines so vergrößerten Venendruckes kann schädlich wirken, da seine Erhöhung dazu dient, eine genügende Füllung der Kammern und damit ein genügendes Minutenvolumen aufrechtzuerhalten. In der Behandlung des hämorrhagischen Schockes wird es notwendig, durch eine Transfusion den erniedrigten Füllungsdruck und dadurch das Minutenvolumen zu erhöhen. Bei vielen Dekompensationen mit hohem Minutenvolumen (Anämie usw.) wirkt der gesteigerte Venendruck möglicherweise bei der Aufrechterhaltung des Minutenvolumens auf seiner notwendigerweise großen Höhe mit (20) (Abb. 2).

Überlastungsdekompensation

STARLING konnte am isolierten Hundeherzen zeigen, daß die Beziehung zwischen dem Anstieg des venösen Füllungsdruckes und dem Anstieg des Minutenvolumens nur innerhalb eines gewissen physiologischen Bereiches gilt. Wurde der Venendruck bis zu einem Punkt erhöht, bei dem bereits eine Überdehnung des Herzens einzutreten begann, dann stieg das Minutenvolumen nicht weiter an, während eine weitere Erhöhung des Füllungsdruckes sogar mit einem eindeutigen Abfall des Minutenvolumens einherging (12). STARLING hatte damit einen Typus des Herzversagens geschaffen, den man als „Überlastungsdekompensation" bezeichnen könnte (Abb. 2).

Wir haben gegenwärtig gute Gründe, zu glauben, daß viele Formen der Dekompensation das Ergebnis eines ähnlichen Mechanismus sind. Folgende Beweise sprechen dafür, daß das versagende Herz sich so verhält, als ob es überlastet wäre:

1. Gibt man einem anämischen Patienten eine Transfusion zu rasch, so kann man ein bedrohliches Herzversagen herbeiführen (21). In diesen Fällen wurde beobachtet, daß der venöse Füllungsdruck stieg, während das Minutenvolumen gleichzeitig abfiel (Abb. 3).

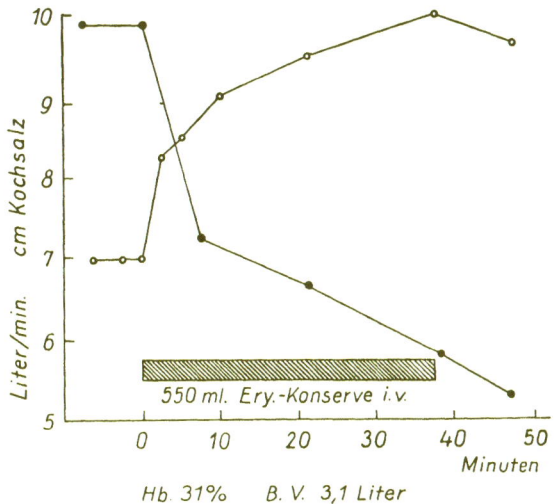

Abb. 3. Die Wirkung einer Transfusion auf eine Herzdekompensation bei einer Anämie. Einem Patienten mit schwerer hypochromer Anämie wurden 550 ml einer Erythrozytenkonserve transfundiert. Der bereits erhöhte Druck im rechten Vorhof (Kreise) stieg noch weiter, während das Minutenvolumen (Punkte) von fast 10 l auf 5 l pro Minute absank. Es trat eine wesentliche Verstärkung der Dekompensation mit Atemnot und pulmonaler Stauung auf. (Nach Lancet.)

Auch bei Hypertonien und Mitralstenosen können intravenöse Infusionen von einem Anfall von Linksdekompensation gefolgt sein (21a).

2. Eine Arbeitsbelastung, die beim Normalen nur zu einer leichten Erhöhung des Venendruckes führt, verursacht einen beträchtlichen Anstieg desselben bei dekompensierten Patienten (1); auch hier findet man eher einen Abfall als einen Anstieg des Minutenvolumens (22).

3. Die Erhöhung des zentralen Venendruckes in Rückenlage kann eine Linksdekompensation innerhalb weniger Stunden hervorrufen. Dies dürfte die Erklärung für das Auftreten paroxysmaler nächtlicher Orthopnoen sein.

4. Eine Herabsetzung des venösen Füllungsdruckes kann von einer klinischen Besserung und einem Rückgang der Dekompensation begleitet sein (2):

a) die Erleichterung, die der Patient bei einem Anfall von nächtlicher Orthopnoe durch die aufrechte Stellung erfährt, kann in diesem Mechanismus begründet sein;

b) die dramatische Besserung, die manchmal durch einen Aderlaß hervorgerufen wird, läßt sich mit der Beseitigung der kardialen Überlastung erklären.

Der Aderlaß

Der Aderlaß ist eine seit langer Zeit geschätzte Notstandsmaßnahme bei der kardialen Dekompensation. Um wirksam zu sein, sollte er mindestens 300 ccm betragen und 500–600 ccm sind wahrscheinlich optimal. Ein Aderlaß von dieser Größe führt eine beträchtliche Verminderung des Venendruckes herbei, und es ist nun hinreichend bewiesen, daß gleichzeitig das Minutenvolumen beträchtlich ansteigen kann (23, 24, 25) (Abb. 4). Die einfachste Erklärung für diese Wirkung des Aderlasses beruht auf der Annahme, daß das versagende Herz überlastet ist, und zwar so, wie es STARLING angenommen hat, denn eine Aufhebung des venösen Überdruckes wird von einer ständigen Besserung des Minutenvolumens begleitet.

Jedoch ist hier noch ein weiterer Faktor mit im Spiele. Man sieht in diesen Fällen, daß, obwohl das Minutenvolumen ansteigt, der arterielle Druck im Verlaufe des Aderlasses abfällt (23). Dies kann nur bedeuten, daß der Aderlaß mit einer peripheren Vasodilatation einhergeht. Das Herz dürfte so von beiden Seiten entlastet werden – venös und arteriell. Was auch immer die Erklärung sein mag, ist es im einzelnen schwierig, sich von der Ansicht freizumachen, daß die einfache mechanische Entlastung des überdehnten Herzmuskels der wesentliche Faktor ist, der jene erstaunliche Besserung hervorruft, die dem Aderlaß folgen kann.

Wie schon erwähnt, können annähernd ähnliche Wirkungen durch eine aufrechte Stellung erzielt werden. Die Art, mit der der ortho-

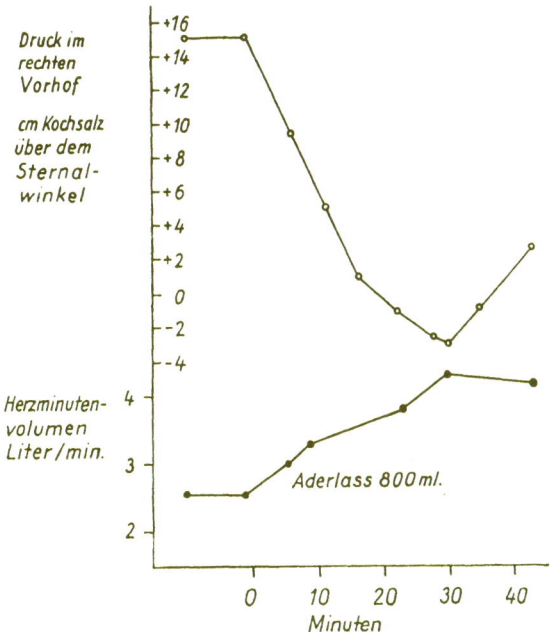

Abb. 4. Die Wirkung eines Aderlasses auf ein Herzversagen bei Hochdruck. Im Verlaufe der Blutentnahme fiel der Druck im rechten Vorhof und das Minutenvolumen stieg gleichmäßig von 2,6 auf 4,3 Liter pro Minute. Gleichzeitig sank der arterielle Druck. (Nach Clinical Science.)

pnoische Patient mit Linksdekompensation sich durch Einnehmen dieser Stellung selbst behandelt, verdient eine eingehende Untersuchung. Staut man durch Luftmanschetten um die Oberschenkel das Blut in den Beinvenen zurück, so kann man ebenfalls eine gewisse Erleichterung herbeiführen: die Wirksamkeit solcher Maßnahmen auf die Erhöhung des Minutenvolumens konnte durch den Autor und seine Mitarbeiter demonstriert werden (23). Der zentrale Venendruck kann durch die Anlegung von Oberschenkelmanschetten um

6 oder 7 cm Wasser herabgesetzt werden, wobei das Minutenvolumen deutlich ansteigen kann.

Die günstige Wirkung des Aderlasses kann wohl am deutlichsten bei der Hypertonie und bei den ischämischen Herzerkrankungen gesehen werden. In diesen Fällen finden wir wahrscheinlich die reinste Form der Herzmuskelüberlastung, die durch Einstellung des Füllungsdruckes gebessert werden kann. Bei Herzklappenerkrankungen, bei denen z. B. das Aorten- und Mitralostium verengt ist, wird die Entlastung durch einen Aderlaß weniger dramatisch sein, da durch die Unabänderlichkeit der anatomischen Verhältnisse der Blutstrom durch die verengten Ostien nur wenig vergrößert werden kann. Wir werden später noch sehen, daß die Klappenerkrankungen auch auf andere therapeutische Maßnahmen weniger günstig reagieren.

Die Wirkung des Aderlasses auf Herzerkrankungen pulmonalen Ursprungs ist in ähnlicher Weise begrenzt (14). Es ist sehr wahrscheinlich, daß beim schweren Emphysem, bei dem sich der Venendruck und das Minutenvolumen eher über der normalen Höhe halten, der erhöhte Venendruck in diesem Stadium Teil eines Kompensationsmechanismus ist, der das Minutenvolumen auf jener Höhe hält, die für die Sauerstoffversorgung der Gewebe notwendig ist (Abb. 2). Eine Verminderung dieses erhöhten Venendruckes kann von einer Abnahme des Minutenvolumens begleitet sein, die dem Patienten nur wenig hilft. Ebenso wird bei Vorliegen eines perikardialen Ergusses oder einer konstriktiven Perikarditis einem Aderlaß kaum irgendeine klinische Besserung folgen; eher tritt das Gegenteil ein, da der notwendigerweise hohe Venendruck herabgesetzt wird.

Quecksilberdiuretika

Der Wirkungsmechanismus der organischen Quecksilberpräparate ist bekannt. Sie wirken auf die Tubuluszellen der Niere durch Verringerung der Rückresorption von Wasser und Salz aus dem Glomerulusfiltrat (26). Bekanntlich fördern die Quecksilberdiuretika die

Ausscheidung großer Harnmengen bei ödematösen Herzkranken. Wenn dies deren einzige Wirkung wäre, müßte ihre Verwendung bei der Dekompensation als rein symptomatische Behandlung angesehen werden. Von einer Verminderung der Ödemflüssigkeit an sich kann noch nicht erwartet werden, daß sie die anderen Kreislaufstörungen bessern kann, deren Ursachen ja unverändert bleiben. Nichtsdestoweniger zeigt die klinische Erfahrung, daß Quecksilberpräparate bei Dekompensierten oft mit sehr beträchtlichem allgemein-therapeutischem Effekt verwendet werden können, ganz abgesehen von der Beseitigung der Beschwerden, die das Ödem verursacht. Selbst bei Fehlen eines nachweisbaren peripheren Ödems kann man sehen, daß die Quecksilberdiuretika die Zahl der Anfälle von nächtlicher Atemnot bei Patienten mit Linksversagen herabsetzen.

Von diesem Gesichtspunkt aus wurde die Wirkung der Quecksilberdiuretika von PUGH und WYNDHAM (27) untersucht. Um die Kreislaufreaktion auf die Diurese zu studieren, wurde bei Herzkranken der Herzkatheter im rechten Vorhof bis zu zehn und zwölf Stunden lang belassen. Da die meisten Quecksilberpräparate zusätzlich Theophyllin enthalten, war es notwendig, ein Präparat zu geben, das diese Substanz nicht enthielt. Es zeigte sich ganz deutlich, daß während der Quecksilberdiurese der Druck im rechten Herzen oft sehr beträchtlich fiel und daß mit dieser venösen Druckabnahme das Minutenvolumen zu steigen begann (Abb. 5). Dieser Druckabfall nach Quecksilberdiureticis wurde auch von LENÈGRE und seinen Mitarbeitern gesehen (28).

Es gibt keinen Hinweis in der pharmakologischen Literatur, der annehmen lassen könnte, daß die Quecksilberdiuretika irgend eine direkt stimulierende Wirkung auf das Herz besäßen. Erfahrungsgemäß kann jedoch das Blutvolumen auf der Höhe der Diurese vermindert sein (29). Sollte eine solche Abnahme des Blutvolumens eintreten, so könnte sie eine Aderlaß-ähnliche Wirkung mit nachfolgender Besserung des Minutenvolumens besitzen. Auf diese Weise könnte mit Quecksilberdiureticis eine allgemeine klinische Besserung durch folgende Kettenreaktion eingeleitet werden:

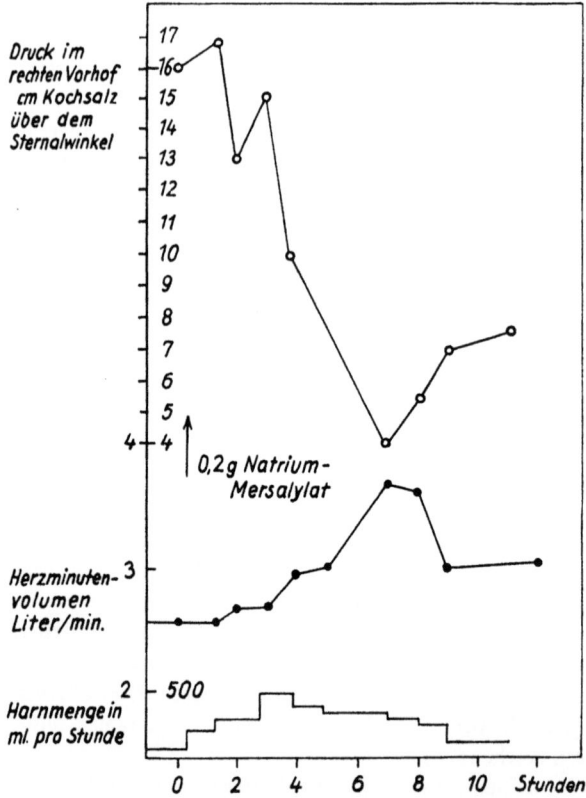

Abb. 5. Die Wirkung von Natrium-Mersalylat auf den Druck im rechten Vorhof und das Minutenvolumen bei einem Fall einer ischämischen Herzerkrankung mit Aortenstenose. Vier bis sieben Stunden nach der Injektion war der Vorhofdruck beträchtlich abgesunken, während das Minutenvolumen von 2,4 auf 3,8 Liter pro Minute angestiegen war. Danach stieg der Vorhofdruck wieder an, während das Minutenvolumen etwas abfiel. (Nach Clinical Science.)

DAS VERHALTEN DES VERSAGENDEN HERZENS

1. gesteigerte Wasser- und Salzausscheidung,
2. sekundäre Abnahme des Plasmavolumens,
3. Abnahme des Venendruckes,
4. Rückgang der Überdehnung des Herzmuskels,
5. Besserung des Minutenvolumens,
6. gesteigerte Nierendurchblutung,
7. weiterer Anstieg der Wasser- und Salzausscheidung und Ausschwemmung des Ödems durch verbesserte Herz- und Nierenfunktion.

Diese mechanischen Konsequenzen der Quecksilberdiurese dürften teilweise für die gelegentlich erstaunlichen Erfolge verantwortlich sein, die nach Verabreichung dieser Medikamente auftreten. Wir alle haben jedoch in gewissen Fällen gesehen, daß die Quecksilberdiuretika trotz ihrer blendenden Anfangserfolge später ihre Wirkung verlieren können.

Eine erneute Reaktion kann durch vorherige Gaben von Ammonchlorid bewirkt werden. Es ist allerdings möglich, daß dort, wo die Quecksilberpräparate eine gute Diurese erzielen, die Verbesserung des Minutenvolumens eine Rolle spielt, während in anderen Fällen, bei denen sie zu versagen scheinen, offenbar keine günstige Wirkung auf den Kreislauf als Ganzes ausgeübt wird.

Quecksilberpräparate sind ein integraler Bestandteil jener Behandlung, die von GOLD und seinen Mitarbeitern (30) an der Cornell-Universität für dekompensierte Patienten ausgearbeitet wurde. Dem Patienten wird Ruhe (Bett oder Lehnstuhl) verordnet, die Diät besteht ausschließlich aus vier bis sechs Glas Milch täglich. Er erhält genügend Wasser, d. h. mindestens 2 Liter pro Tag. Er wird digitalisiert und bekommt außerdem täglich eine intramuskuläre Mercuhydrininjektion. Der Verlauf der Therapie wird durch das Körpergewicht bestimmt. Sobald der Patient gehen kann, wird die Diät erhöht, aber Koch- und Tafelsalz bleiben weiterhin verboten. Der Zwischenraum zwischen den einzelnen Injektionen wird vergrößert, sobald keine weitere Gewichtsabnahme festzustellen ist. Dieses Schema ist durchaus einleuchtend und wird im Prinzip auch von vielen Ärzten gehandhabt.

Die Bedeutung der Salzeinschränkung für die Ödemausschwemmung ist heute sichergestellt. MERRILL (31) und andere haben gezeigt, daß die Nierentubuli während der Dekompensation Natrium stärker rückresorbieren als die normale Niere. Eine negative Salzbilanz, d. h. einen Natriumverlust kann man erzielen: erstens durch Quecksilberdiuretika, die die Natriumausscheidung erhöhen, oder zweitens durch Einschränkung der Natriumzufuhr. In letzterem Fall können die kleinen Natriummengen, die während der Dekompensation durch die Niere ausgeschieden werden, genügen, um eine Wirkung zu erzielen, die ähnlich jener ist, die durch Quecksilberpräparate erzeugt wird.

Es gibt jedoch einen Nachteil der zu rigorosen Anwendung dieses salzarmen Regimes. Die Salzverarmung kann zu einer ernsten Verschlechterung der Nierenfunktion führen (32) und besonders bei hypertonischen und arteriosklerotischen Patienten eine Urämie auslösen. Bei der Behandlung mit Quecksilberpräparaten und Salzeinschränkung sollte daher auf solche immerhin mögliche Komplikationen Bedacht genommen werden. Weiters sollte nicht vergessen werden, daß Quecksilberpräparate auch Gichtanfälle auslösen können (33).

Kapitel 3

Theophyllin – Äthylendiamin

Theophyllin-Äthylendiamin, vielleicht besser unter seinen zahlreichen Firmennamen bekannt, hat sich einen festen Platz in der Herztherapie erobert. Gemeinsam mit anderen Xanthinderivaten besitzt es eine diuretische Wirkung, die direkt an den Nieren angreift. Diese Wirkung wurde mit einer Reihe von „Clearance"-Methoden untersucht, und es ergab sich, daß die Diurese oft länger anhält, als die zu Beginn meist gesteigerte Nierendurchblutung. Es existieren Anhaltspunkte für eine Erhöhung der Glomerulusfiltration, doch ist sicher die herabgesetzte tubuläre Rückresorption der Hauptmechanismus, der den erhöhten Harnfluß bewirkt (26).

Zusätzlich zu dieser Wirkung auf die Niere besteht ein weiterer wichtiger Effekt des Theophyllin-Äthylendiamin in der Beseitigung der CHEYNE-STOKESschen Atmung, wobei die Äthylendiaminkomponente offenbar das Atemzentrum anregt, während Theophyllin diese Wirkung noch zu verlängern scheint (34) (Abb. 6).

Drittens wird angenommen, daß Theophyllin-Äthylendiamin die Koronargefäße erweitert. Tatsächlich kann am isolierten Herzen oder am Herz-Lungenpräparat die koronare Durchblutung beträchtlich gesteigert werden. Die Verbindung besitzt weiterhin einen stimu-

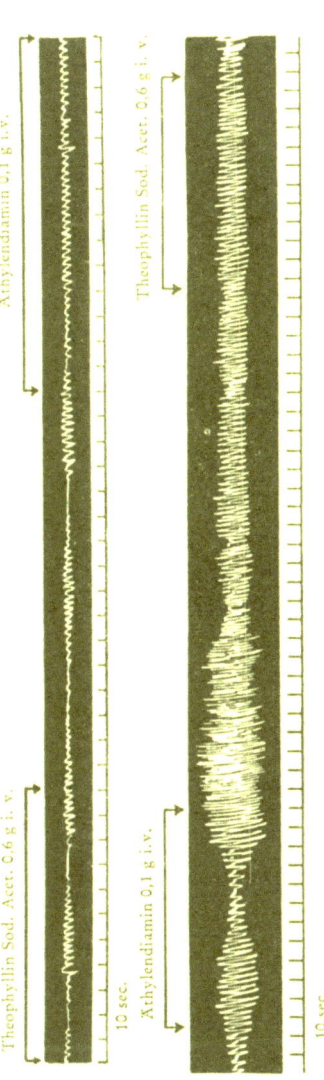

Abb. 6. Die Wirkung von Theophyllin-Äthylendiamin auf die CHEYNE-STOKESsche Atmung. Der obere Streifen zeigt bei einem Fall von Linksdekompensation kaum eine unmittelbare Reaktion auf Theophyllin allein, während der Zusatz von Äthylendiamin sofort zu einer Regulierung der Atmung führt. Im unteren Streifen erzeugte Äthylendiamin eine enorme Stimulation der Atmung, die nach ungefähr zwei Minuten wieder abflaute. Zu dieser Zeit verabreichtes Theophyllin bewirkte keine weitere unmittelbare Reaktion. (Nach Lancet.)

lierenden Effekt auf das Myokard, der sowohl am isolierten Herzen wie am Tierherz in situ demonstriert werden konnte. Allerdings wurden öfters Zweifel hinsichtlich der Bedeutung dieser stimulierenden Wirkung geäußert. BOYER behauptete, daß dieser Adrenalin-ähnliche Effekt des Theophyllin sogar die primäre Wirkung auf das Herz darstelle und die Koronarerweiterung nur sekundär als Reaktion

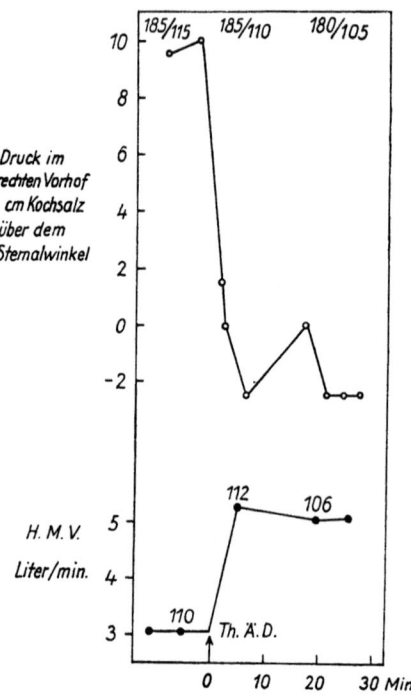

Abb. 7. Die Wirkung von Theophyllin-Äthylendiamin auf den Druck im rechten Vorhof und das Minutenvolumen bei einem dekompensierten Hochdruck. Die intravenöse Injektion von 0,5 g Theophyllin-Äthylendiamin wird innerhalb von fünf Minuten von einem jähen Abfall des Vorhofdruckes gefolgt, während das Minutenvolumen steil von niedrigen zu normalen Werten ansteigt. Gleichzeitig damit geht eine auffallende klinische Besserung einher. (Nach Clinical Science.)

auf die gesteigerten Stoffwechselanforderungen des Herzmuskels eintrete(35). Ergebnisse aus dem Laboratorium CARL SCHMIDTS scheinen dies zu bestätigen (36).

CHEYNE-STOKESsches Atmen tritt am häufigsten bei Patienten mit schwerer Linksdekompensation als Folge eines Hochdruckes, einer Arteriosklerose der Kranzgefäße oder einer Aortenklappenerkrankung auf. In dieser Gruppe kann die unmittelbare therapeutische Wirkung des Theophyllin-Äthylendiamin durch Zusammenwirken der Atmungs- und Kreislaufeffekte ausgesprochen frappant sein. Besonders beim Herzversagen des Hypertonikers ist die hämodynamische Reaktion auf Theophyllin-Äthylendiamin schnell und auffallend (Abb. 7). Der Venendruck fällt oft innerhalb fünf Minuten, während das Minutenvolumen steil von niedrigen zu normalen Werten ansteigt(37). Diese Wirkung scheint fast vollkommen vom Theophyllinanteil der Verbindung abzuhängen, da reines Äthylendiamin nur unbedeutende Veränderungen bewirkt. Im Vergleich zu der Wirkung einer mechanischen Erniedrigung des Venendruckes durch Oberschenkelmanschetten ist die Reaktion des Minutenvolumens auf Theophyllin-Äthylendiamin immer stärker (Abb. 8). Dies weist darauf hin, daß der Anstieg des Minutenvolumens durch einen stimulierenden Effekt auf das Myokard bewirkt wird und nicht durch irgendeinen peripheren venendrucksenkenden Effekt erklärt werden kann. Auch auf das normale Herz übt Theophyllin eine stimulierende Wirkung aus, doch ist sie flüchtig und kann, wenn man nicht häufige Bestimmungen durchführt, leicht übersehen werden.

Es ist vielleicht von Interesse, sich daran zu erinnern, daß CURSCHMANN im Jahre 1873 der erste war, der einen solchen stimulierenden Effekt der Xanthinderivate vermutete(38). Er beobachtete heftige Pulsationen des Herzens bei einer jungen Frau, die versucht hatte, einen Abort dadurch einzuleiten, daß sie einen Dekokt aus einem halben Pfund Kaffee zu sich nahm.

Noch einige weitere interessante Erfahrungen über die Kreislaufwirkung des Theophyllin-Äthylendiamins bei der Dekompensation seien erwähnt:

1. Die Reaktionen sind bei hypertonischen Patienten im allgemeinen ausgiebiger als bei Patienten mit Mitralstenose (37). Es ist möglich, daß bei dieser Erkrankung die Klappenverengung der Erhöhung des Minutenvolumens, die durch die Stimulierung ermöglicht würde, eine Grenze setzt.
2. Seine Wirkung ist vorübergehend und hält in der Regel nur 20–30 Minuten an, jedoch ist der rasche Eintritt dieser Wirkung von besonderem Vorteil bei der Behandlung der orthopnoischen

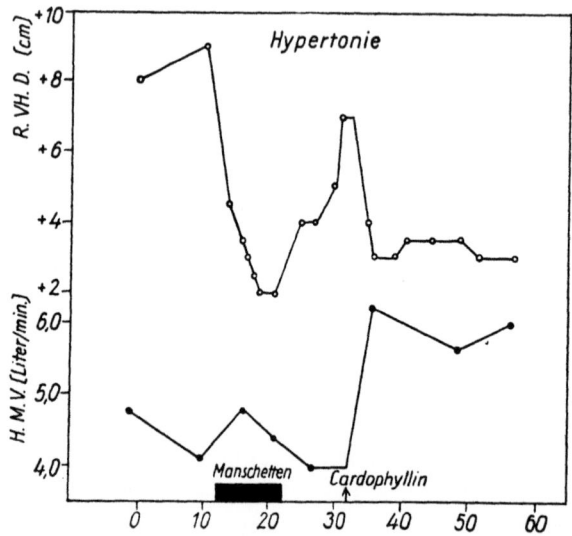

Abb. 8. Vergleich zwischen der Wirkung einer mechanischen Herabsetzung des Druckes im rechten Vorhof mittels Oberschenkelmanschetten und der Wirkung von Theophyllin-Äthylendiamin. Der einfache mechanische Effekt auf das Minutenvolumen ist gering und in diesem Fall möglicherweise insignifikant. Nach Theophyllin-Äthylendiamin findet sich jedoch bei einem ähnlichen Abfall des Vorhofdruckes eine ausgesprochen signifikante Vergrößerung des Minutenvolumens. Dies beweist, daß hier die direkte Stimulation des Myokards der wesentliche Mechanismus ist und die primäre Venendrucksenkung nur eine geringe Rolle spielt. (Nach Clinical Science.)

Anfälle des Linksversagens. Ein Sistieren der Anfälle, einmal eingetreten, kann natürlich aufrechterhalten werden, doch muß dies nicht unbedingt eine Folge irgendeiner anhaltenden pharmakologischen Wirkung dieses Medikamentes sein.
3. Theophyllin-Äthylendiamin kann auch kurzdauernde dramatische Reaktionen des sterbenden Herzens erzielen. Wir haben öfters knapp vor Eintritt des Todes ein vorübergehendes Verschwinden der Bewußtlosigkeit gesehen, doch fiel der Patient gewöhnlich innerhalb einer halben Stunde in einen Zustand zurück, aus dem er sich nicht mehr erholen konnte. Es scheint auch Fälle zu geben, bei denen Theophyllin, nachdem Digoxin offensichtlich nicht imstande war, eine befriedigende Reaktion innerhalb einer Stunde nach der Injektion zu erzielen, noch eine sehr deutliche hämodynamische Besserung einleiten kann.

Digoxin und Theophyllin können auch hintereinander gegeben werden, wobei es zu einer Summierung der beiden Wirkungen kommt (Abb. 9).

Die Wirkung des Theophyllin-Äthylendiamin kann man am besten nach einer intravenösen Injektion sehen. Die volle Dosis für einen Erwachsenen beträgt 0,5 g, darf aber nur langsam in 30–40 ccm Kochsalz gegeben werden. Injiziert man zu rasch, dann kann es durch die Wirkung auf das Atemzentrum zu Hyperpnoe und sogar zu Dyspnoe kommen. Eine gute Methode bei Patienten mit CHEYNE-STOKESscher Atmung besteht in der Injektion jeweils eines Viertels der ganzen Spritze während der apnoischen Pause über vier einander folgende Atemzyklen. Man sieht dann gewöhnlich, daß nach der dritten Injektion die apnoische Pause wesentlich verkürzt oder bereits verschwunden ist.

Die Erhöhung der Kontraktionskraft des Herzmuskels nach Theophyllin ist so erstaunlich, daß es bedauerlich ist, daß man diese Wirkung nicht verlängern kann. Nach einer intravenösen Injektion ist sie nur vorübergehend und verschwindet oft nach einer halben Stunde. In refraktären Fällen kann versucht werden, es per os in Dosen von 0,3 g dreimal täglich zusätzlich zu Digitalis zu geben. Dies ist wahrscheinlich das Maximum, das noch vertragen werden kann, denn unglücklicherweise führt selbst diese Dosis häufig zu nicht unbeträchtlichen gastro-intestinalen Beschwerden mit abdominalen Koliken und Diarrhoeen, die zur Absetzung des Medikamentes zwingen. Um diese Schwierigkeit zu umgehen, wurde vor kurzem vorgeschlagen, die Injektion durch eine rektale Applikation zu ersetzen, wobei sich der Patient einen dünnen Katheter selbst einführen könnte. Der Autor besitzt jedoch keine Erfahrungen mit dieser Methode.

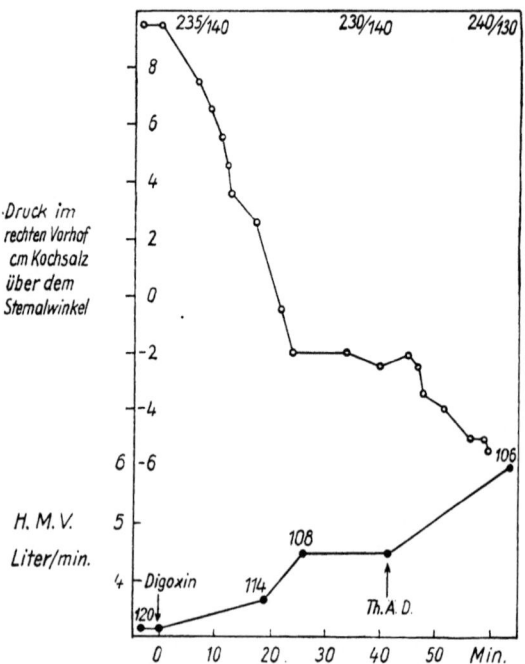

Abb. 9. Summierung der Wirkungen von Digoxin und Theophyllin-Äthylendiamin. Digoxin bewirkt ein eindrucksvolles Absinken des Vorhofdruckes und Ansteigen des Minutenvolumens. Nach Theophyllin-Äthylendiamin kommt es zu weiteren gleichgerichteten Veränderungen. (Nach Clinical Science.)

Im Hinblick auf die stimulierende Wirkung des Theophyllins auf den Herzmuskel sollte man jedoch vor seiner übermäßigen Anwendung als koronarerweiterndes Mittel warnen. BOYER hat wahrscheinlich recht, wenn er annimmt, daß die Steigerung der koronaren Durchblutung nur eine sekundäre Folge der Stimulierung des Myokards ist. Versuche, zu beweisen, daß die Verbindung die nach Ligatur der Koronararterien eintretende Herzmuskeldegeneration einschränken kann, sind nicht sehr erfolgreich gewesen (39). MERRILL (40) berichtet über Auslösung von Herzschmerzen und plötzlichen Tod nach der Injektion von Aminophyllin bei einem Fall von Koronarthrombose; die stimulierende Wirkung dieser Verbindung kann derartige Gefahren sehr wohl noch vergrößern.

Kapitel 4

Digitalis und Strophanthin

Die Umstände, unter denen die Digitaliskörper ihren günstigen Einfluß auf die Herzdekompensation ausüben, bleiben nach wie vor geheimnisvoll und schwer verständlich. Seit Jahrzehnten wissen die Kliniker, daß ihre manchmal dramatische und erstaunliche Wirkung bei anderen Gelegenheiten offenbar vollkommen fehlen kann. Eine ganze Reihe von Gründen wurde angeführt, um diese offensichtlichen und unberechenbaren Diskrepanzen zu erklären. MACKENZIE glaubte, daß der therapeutische Effekt der Digitalis hauptsächlich auf ihre frequenzverlangsamende Wirkung zurückzuführen sei und daher bei Fällen von Vorhofflimmern ganz besonders ausgesprochen sei (41). MACKENZIES Schüler LEWIS (42) hielt an dieser Idee fast bis an sein Lebensende fest. Nichtsdestoweniger lieferten jedoch klinische Beobachtungen genügend Hinweise, daß die Digitalis auch bei Patienten mit Sinusrhythmus ganz erstaunliche Erfolge erzielen konnte, obwohl die Frequenz nur wenig und manchmal sogar unwesentlich zurückging (43, 44). Weiter gab es reichlich pharmakologische Anhaltspunkte für eine stimulierende Wirkung auf den Herzmuskel, besonders, wenn man das Herz unter bestimmten experimentellen Bedingungen zur Dekompensation gebracht hatte (45, 46). Dazu gehören: a) das Versagen, das spontan nach Einlegen des isolierten Herzens oder des Herzstreifenpräparates in Kochsalzlösung auftritt, und b) das Versagen, das durch hohe Dosen von Campher, Chloral und ähnlichen Substanzen hervorgerufen wird. Es war jedoch die Annahme nicht gerechtfertigt, daß den klinisch vorkommenden Formen der Dekompensation ein Verhalten des Herzmuskels hinsichtlich Stoffwechsel und Funktion zugrunde liege, das mit jenem vergleichbar wäre, das im pharmakologischen Laboratorium hervorgerufen werden kann. Die Wirkung der Digitaliskörper auf das dekompensierte Herz ist oft nicht vorauszusagen. Dies muß uns daran denken lassen, daß ihre stimulierende Wirkung wohl nicht vorhanden sein muß, aber vielleicht nur so gering und vorübergehend sein kann, daß sie bei Anwendung der bisher üblichen Meßmethoden übersehen wird. Eine direkte Untersuchung dieses Problems am Menschen mit Hilfe des Herzkatheters war daher dringend notwendig.

Die Signifikanz und Verwertbarkeit der Bestimmungen des Minutenvolumens und des intrakardialen Druckes

Es ist vorerst notwendig, sich über die Signifikanz einiger quantitativer Werte, die bei der Herzkatheterisierung gewonnen werden, klar zu werden. Wir sind uns heute dessen bewußt, daß einige frühere Ergebnisse, die wir und auch andere erhielten, nicht außerhalb der Grenzen des methodischen Fehlers gelegen haben dürften. Ein intrakardialer Katheter liefert nicht immer eine vollständig gemischte Probe des venösen Blutes. So hat z. B. das Blut, das aus dem Sinus coronarius in den rechten Vorhof fließt, einen geringeren Sauerstoffgehalt als das gemischte venöse Blut, und ein Katheter, dessen Spitze in der Nähe des Sinus coronarius liegt, kann eine Probe liefern, die zu völlig falschen Ergebnissen führt. Schon vor einiger Zeit wurde festgestellt (47), daß jede zwanzigste Probe in ihrem Sauerstoffgehalt so stark von einer Probe, die unmittelbar vorher gewonnen wurde, abweichen kann, daß sie unmöglich für eine Berechnung des Minutenvolumens verwendet werden kann. Es ist notwendig, a) den Katheter, sobald er in eine günstige Position geschoben wurde, an dieser Stelle unverändert zu belassen – um zuverlässige Proben zu gewinnen, ist der rechte Ventrikel günstiger als der rechte Vorhof und am günstigsten wahrscheinlich die Pulmonalarterie; b) an allen kritischen Punkten des Versuches Doppelproben oder Proben knapp nacheinander abzunehmen. Gute Übereinstimmung zwischen den Doppelproben oder eine gleichbleibende Tendenz des Anstieges oder Abfalles des Minutenvolumens erhöhen die Verwertbarkeit der Ergebnisse. Eine kritische Analyse von Doppelproben, die in einem HALDANE-Apparat auf ihr Sauerstoffdefizit untersucht wurden, ergab folgende Schätzung des möglichen Fehlers (48):

Variabilitätskoeffizient der Doppelproben auf O_2-Defizit ± 3,5 %
Variabilitätskoeffizient der spirometrischen O_2-Aufnahme
  bei Bestimmung vor und nach der üblichen Versuchs-
  dauer von einer Stunde   ± 5,0 %

Zieht man die Wurzel aus der Summe der Quadrate beider Koeffizienten, so erhält man einen Variabilitätskoeffizienten für eine einzelne Minutenvolumenbestimmung von ± 6,0 %. Werden nur Einzelbestimmungen durchgeführt, muß der Unterschied größer als 12,0 % (also der doppelte Standardfehler) sein, um verwertbar zu sein.

Bei dekompensierten Patienten mit Bronchitis und Emphysem unterliegt die arterielle O_2-Sättigung durch die Ungleichmäßigkeit der Atmung sehr beträchtlichen Schwankungen, die bis jetzt noch nicht mit statistischen Methoden analysiert worden sind. Man wird aber gut daran tun, bei diesen Patienten einzelne Minutenvolumenbestimmungen nur dann als signifikant zu werten, wenn sie untereinander um mehr als 20,0 % differieren. Diese Zahlen beziehen sich auf einzelne Minutenvolumenbestimmungen. Wird jedoch eine größere Anzahl von Proben aus dem rechten Herzen abgenommen, dann kann natürlich die Signifikanz auch kleinerer Differenzen erhöht werden, aber ohne wiederholte Bestimmung der O_2-Sättigung kann der Variabilitätskoeffizient nicht unter 5,0% gedrückt werden. Konstante Veränderungen in einer Richtung, die sich im Verlauf eines Versuches in einer Reihe von Blutproben zeigen, werden ebenfalls die Verwertbarkeit kleiner Veränderungen des Minutenvolumens erhöhen.

Intrakardiale Druckmessungen

Der Druck im rechten Vorhof kann als Mittelwert mit einem Wassermanometer gemessen werden. Richtige Werte ergeben sich nur dann, wenn die Atmungsschwankungen zu erkennen sind und der Katheter einen freien Durchfluß und eine möglichst rasche Einstellung des Spiegels auf eine bestimmte Höhe erlaubt. Der Katheter muß zwischen den einzelnen Ablesungen jedesmal durchgespült werden. Bei einem ruhig liegenden Patienten sind spontane Schwankungen, die größer als 1 cm sind, ungewöhnlich. Ist jedoch der Patient unruhig, so sind beträchtliche Schwankungen möglich und Ergebnisse, die während dieser Zeit erhalten wurden, müssen meistens verworfen werden. Ruhe im Raum und eine unverändert bleibende Null-Linie sind notwendig, bevor verwertbare Beobachtungen gemacht werden können: unter diesen Bedingungen ist ein Anstieg oder Abfall um 2 cm Wasser wahrscheinlich signifikant.

Der Druck im rechten Ventrikel kann ebenfalls als Mitteldruck gemessen werden. Die Pulsationen im Manometer sind ausgeprägter und man muß sich sorgfältig vergewissern, daß sie „frei" sind. Sollte die Spitze des Katheters der Herzwand so anliegen, daß ihre Öffnung während der Kontraktion zeitweise verschlossen wird, dann wird der höchste Ausschlag des intraventrikulären Druckes nicht zum Mittelwert beitragen und der erhaltene Wert zu niedrig sein.

Die optische Registrierung des rechtsventrikulären Druckes ist die Methode der Wahl, wobei HAMILTON-Manometer (49), Kondensator-Manometer [TYBJAERG-HANSEN (50)] oder „strain gauges" (51) verwendet werden können. Sehr exakte Konturen sind am äußeren Ende des langen Katheters schwer zu registrieren, doch kann man den systolischen und diastolischen Druck recht genau bestimmen.

Nehmen wir eine Linie 5 cm hinter dem Sternalwinkel als Mittelpunkt zwischen der Spitze des Herzens und seiner Hinterwand (49), dann streut am Ende der Diastole der Druck im Ventrikel beim Liegenden normalerweise nur wenig um diese Null-Linie, während sich der systolische Druck um 15–30 mm Hg über diesem Punkt bewegt. Bei Patienten mit faßförmigem Thorax kann allerdings der Mittelpunkt des Herzens beträchtlich unter diesem angenommenen Punkt liegen, worauf man bei emphysematischen Patienten achten muß.

Die Kurven des rechtsventrikulären Druckes während der Dekompensation sind sehr interessant. Der diastolische Druck ist gewöhnlich parallel mit dem Druck im rechten Vorhof erhöht (49) und während der Füllungszeit des Ventrikels nur wenig niedriger als der Vorhofdruck (Abb. 10). COURNAND meint, daß der enddiastolische

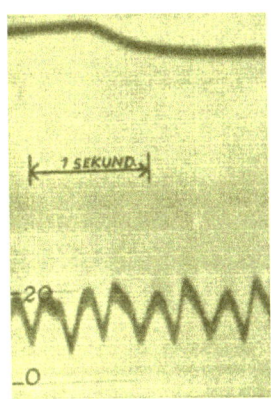 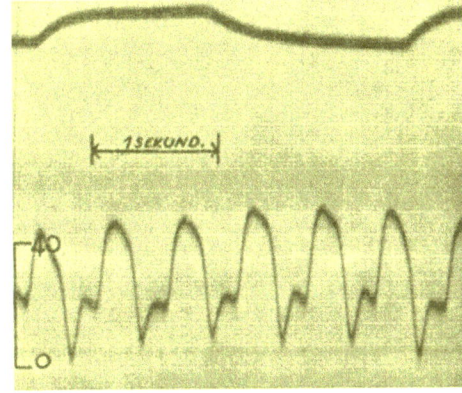

Abb. 10. Konstriktive Perikarditis. Links der Druck im Vorhof, wobei die Gipfel der Kurve den Vorhofssystolen entsprechen. Man sieht, daß dieser Druck fast genau dem höchsten diastolischen Druck im Ventrikel entspricht. Die Empfindlichkeit des Manometers wurde während der Druckregistrierung im Ventrikel herabgesetzt.

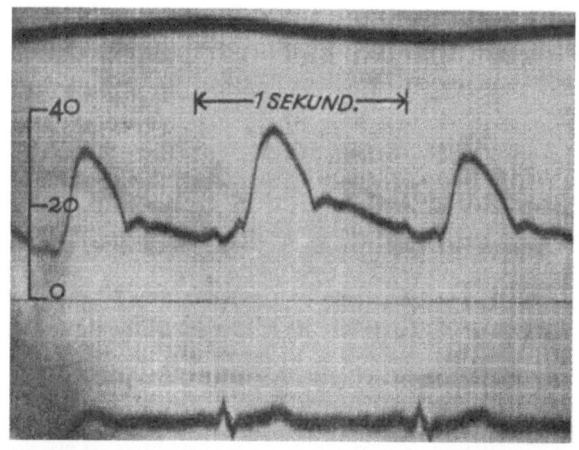

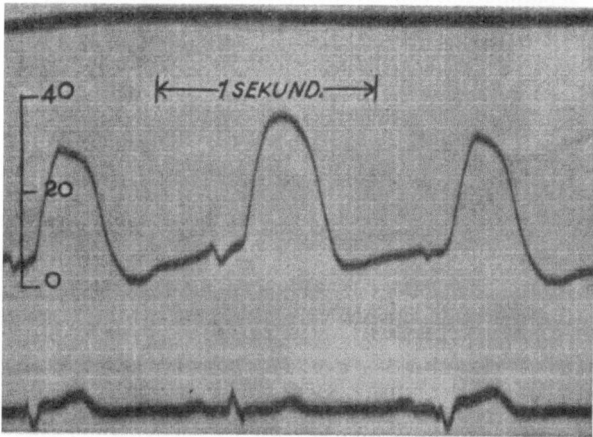

Abb. 11. Von oben nach unten: Atemkurve, Druckregistrierung mittels „strain gauge"-Manometer, Elektrokardiogramm. Oben der Druck in der Pulmonalarterie während eines Atemzyklus; unten der Druck im rechten Ventrikel unter den gleichen Bedingungen. Die systolischen Gipfel im Ventrikel entsprechen genau jenen in der Pulmonalarterie, während der diastolische Druck im Ventrikel mit dem Vorhofdruck zur gleichen Zeit übereinstimmt. Der enddiastolische Druck unmittelbar vor dem Beginn der Ventrikelkontraktion wird als Kammerfüllungsdruck genommen.

Druck des Ventrikels sich parallel zum Mitteldruck des rechten Vorhofes verhält. In der großen Mehrzahl der Fälle ist dies richtig; eine offensichtliche Ausnahme bildet die Trikuspidalinsuffizienz.

Der systolische Druck im rechten Ventrikel ist gleich hoch wie jener in der Pulmonalarterie (49) (Abb. 11). Von wenigen Ausnahmen abgesehen, ist in der Dekompensation der Druck in der Pulmonalarterie immer erhöht (Abb. 12) und zwar entweder als Folge einer Erhöhung des Gefäßwiderstandes in der Lunge bei Herzerkrankungen pulmonalen Ursprungs oder als Folge einer Druckerhöhung in den Pulmonalvenen vom linken Ventrikel oder linken Vorhof her, wie z. B. bei der Hypertonie oder der Mitralstenose.

Diese Druckerhöhung kann während der dyspnoischen Anfälle des Linksversagens sehr beträchtlich sein (22); wir haben in solchen Fällen den systolischen Druck auf über 80 mm Hg steigen sehen. Bei Patienten an der Grenze der Linksdekompensation führt jede Anstrengung zu einer Erhöhung des Druckes in der Pulmonalarterie, während dagegen beim Normalen nach leichter Arbeit eine Erhöhung des Minutenvolumens ohne Anstieg des Pulmonalarteriendruckes eintritt (22, 52). Wie zu erwarten, senkt bei Patienten mit Linksdekompensation Bettruhe den Druck im rechten Herzen, während Atemnot und Angstzustände ihn erhöhen. Wir müssen wiederum darauf hinweisen, daß es notwendig ist, alle wesentlichen Beobachtungen bei Ruhe und bequemer Lage des Patienten durchzuführen und die Wirkungen von Medikamenten und anderen Maßnahmen erst nach Eintreten eines ausreichenden „steady state" zu beurteilen.

Bevor wir auf die Diskussion der Reaktionen des menschlichen Körpers auf die Digitalis eingehen, muß darauf hingewiesen werden, daß die Situation aus verschiedenen Gründen recht kompliziert ist. Die Digitalis besitzt eine Reihe von Wirkungen auf Herz und Kreislauf, vom hämodynamischen Standpunkt aus müssen wir jedoch nur folgende in Betracht ziehen:

a) bei gewissen Typen der Dekompensation bewirkt die Digitalis stärkere Kontraktionen des Herzmuskels,

b) sie verringert die Frequenz durch Vagusreizung oder durch Erzeugung eines partiellen Blocks, besonders bei Vorhofflimmern,
c) sie löst ektopische Rhythmen aus,
d) sie erhöht den arteriellen Druck,
e) sie kann den Venendruck unabhängig von Veränderungen des Minutenvolumens herabsetzen.

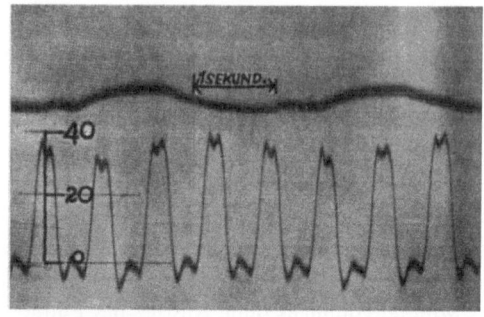

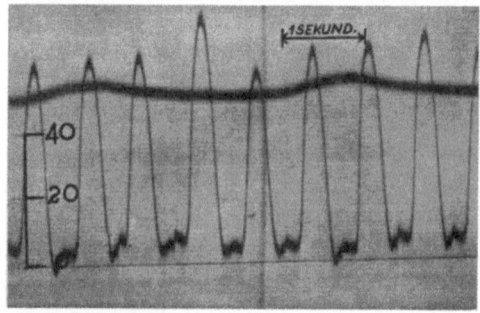

Abb. 12. Frühes Herzversagen eines Hochdruckes. Oben der Druck im rechten Ventrikel vor der Injektion von 1,5 mg Digoxin. 27 Min. später war der Druck im großen Kreislauf gestiegen und der Patient hatte einen Anfall von Linksversagen mit Orthopnoe und pulmonaler Stauung erlitten. Es war ein Anstieg des systolischen Druckes im rechten Ventrikel von 37 auf 68 mm Hg. und auch eine Erhöhung des enddiastolischen Druckes eingetreten.

Tabelle 1
Beispiele der Bedingungen, unter denen erwartet werden kann, daß die verschiedenen Wirkungen der Digitalis eintreten oder ausbleiben

Wirkung	oft eintretend	oft ausbleibend oder ungenügend
Stimulierung der Kontraktion	bei dekompensierten Hypertonien	bei normalen Herzen
Verlangsamung der Ventrikelfrequenz bei Vorhofflimmern	bei dekompensierten Hypertonien und Mitralstenosen	bei Thyreotoxikosen, Pulmonalembolien, Vorhofflimmern ohne Dekompensation
Auslösung von Extrasystolen	bei schweren Herzmuskelerkrankungen und fortgeschrittenen Dekompensationen	in frühen Stadien der Dekompensation
Anstieg des arteriellen Druckes	nach maximalen intravenösen Dosen	nach oralen Gaben oder submaximalen intravenösen Dosen
Herabsetzung des Venendruckes	bei Hypertonien und ischämischen Herzmuskelerkrankungen	während eines medikamentös bewirkten Anstiegs des arteriellen Druckes, bei normalen Herzen, bei Dekompensationen in Fällen von Anämie

Jede dieser Wirkungen kann unabhängig von den anderen eintreten, jede von ihnen kann unter bestimmten Bedingungen ausbleiben (Tab. 1). Die Reaktionen können entweder nach der Ätiologie der Erkrankungen oder deren Stadium verschieden sein. Dies ist ein Hauptgrund für die Schwierigkeiten, die sich bei der Interpretation der Resultate ergeben, und für die verwirrenden Meinungsverschiedenheiten über das Wesentliche einer typischen Reaktion auf diese Droge.

Die stimulierende Wirkung der Digitalis auf den versagenden Herzmuskel

Es herrscht ziemlich allgemeine Übereinstimmung, daß die Digitaliskörper einen nur wenig meßbaren Effekt auf die Kontraktilität des normalen Herzmuskels ausüben (5, 53, 54). Das Minutenvolumen beim normalen Tier fällt eher ab, während beim Menschen Digoxin oder Ouabain*) gewöhnlich keinerlei Veränderungen des Minutenvolumens bewirken. Nur manchmal kommt es zu einem leichten Abfall des Venendruckes mit einer Abnahme des Minutenvolumens. Obwohl sich in der Literatur eine Reihe von Hinweisen findet, daß die Digitalis beim normalen Tier (55) und Menschen (56) einen geringen Abfall des Venendruckes bewirkt, weiß man heute, daß dessen Auftreten weit weniger konstant ist, als ursprünglich angenommen wurde. Die eintretende Abnahme des Venendruckes ist oft gering, d. h. höchstens 2–3 cm Kochsalz. Jedoch könnten solche Veränderungen des Druckes auch auf Änderungen der diastolischen Spannung innerhalb des Ventrikels zurückzuführen sein, die wir als physiologisch bezeichnen müßten, wenn wir der WIGGERSschen Interpretation des STARLINGschen Gesetzes folgten. Jedoch machen es die Zweifel, die in den letzten Jahren gegen die einfache Anwendbarkeit des STARLINGschen Gesetzes auf das normale menschliche Herz in situ erwuchsen, schwierig, jene vor Jahren naheliegende einfache Erklärung noch weiterhin beizubehalten, wonach als Ergebnis der Digitaliswirkung auf das normale Herz das Minutenvolumen parallel mit dem Venendruck abfällt. Gegenwärtig können wir nicht mehr sagen, als daß die Digitalis auf das normale Herz keine stimulierende Wirkung besitzt, die mit den jetzigen Minutenvolumenbestimmungen zu messen wäre, daß jedoch manchmal der Venendruck und mit ihm das Minutenvolumen geringer wird.

Wird bei dekompensierten Patienten mit intravenösem Digoxin oder Lanatosid-C eine günstige Wirkung erzielt, dann tritt in der

---

*) Im deutschen Sprachgebiet besser als „G-Strophanthin" bekannt (Anm. d. Übers.).

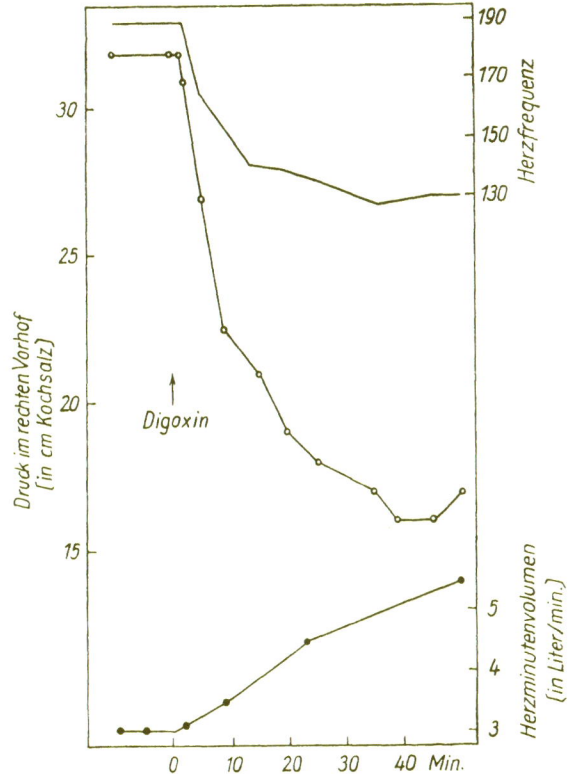

Abb. 13. Schwere Stauungsdekompensation mit Vorhofflimmern und Kammertachykardie bei einem Fall von Thyreotoxikose. 1,5 mg Digoxin bewirkte einen schnellen Abfall des Druckes im rechten Vorhof, eine Vergrößerung des Minutenvolumens und eine beträchtliche Herabsetzung der Frequenz. Siehe das frühe Absinken des Vorhofdruckes, bevor eine signifikante Änderung des Minutenvolumens eintrat. (Nach Quarterly J. Med.)

Regel 20–30 Minuten nach der Injektion ein Abfall des Druckes im rechten Vorhof ein, der erst s p ä t e r von einem deutlichen und signifikanten Anstieg des Minutenvolumens gefolgt wird (5, 25) (Abb. 13).

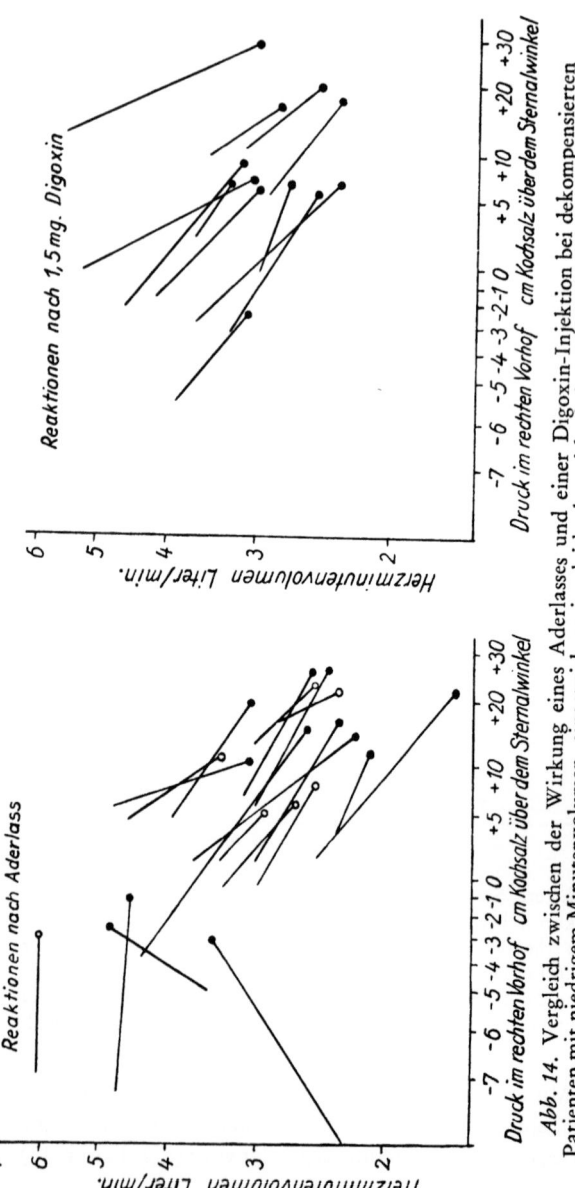

Abb. 14. Vergleich zwischen der Wirkung eines Aderlasses und einer Digoxin-Injektion bei dekompensierten Patienten mit niedrigem Minutenvolumen, eingezeichnet in gleiche logarithmische Ordinatensysteme. Die Punkte kennzeichnen die Anfangswerte, von denen die Linien zu den endgültigen Werten gezogen sind. Die offenen Kreise im linken Diagramm bezeichnen mechanische Herabsetzung des Vorhofdruckes durch Oberschenkelmanschetten. Es findet sich kein signifikanter Unterschied in den Reaktionen des Vorhofdruckes und des Minutenvolumens zwischen beiden Gruppen. Es muß jedoch bemerkt werden, daß dies nur frühe Wirkungen des Digoxins sind und daß möglicherweise Beobachtungen über längere Zeiträume ein anderes Bild geben könnten. (Nach Clinical Science.)

Diese Wirkung konnte wiederholt nachgewiesen werden, sie scheint als erste Reaktion, welche die so oft nach der Digitalisierung festzustellende klinische Besserung einleitet, am konstantesten zu sein.

Die Art und Weise, in der diese Veränderungen zustandekommen, rief anfänglich einige Verwirrung hervor. So wurde z.B. gefunden, daß ähnliche Erhöhungen des Minutenvolumens auch durch mechanische Reduktion des Venendruckes mittels Aderlasses oder Oberschenkelmanschetten erzielt werden können (23) (Abb. 14). Dies ließ erneut an jene Möglichkeit denken, die schon vorher von DOCK und TAINTER, KATZ und anderen vermutet worden war, daß nämlich die den Venendruck herabsetzende Wirkung der Digitalis von primärer und der Anstieg des Minutenvolumens erst von sekundärer Bedeutung sei. Nachdem jedoch genauere Vergleiche durchgeführt worden waren, zeigte sich ein Unterschied: die Arbeit des Herzens nach Digoxin war größer als jene nach Aderlaß (23) (Abb. 15). Wie bereits oben erwähnt, wird der Aderlaß oft von einem Abfall des arteriellen Druckes gefolgt, während die Digitalisierung den arteriellen Druck sogar erhöhen kann. Wird dieser Faktor bei der Berechnung der Arbeit des linken Ventrikels in Rechnung gestellt, dann ergibt sich, daß die Arbeit des Herzens nach Digoxin größer ist als jene nach Aderlaß. Ungefähr um jene Zeit, zu der wir diese Ergebnisse publizierten, waren von BLOOMFIELD, ELLIS und anderen (57) Untersuchungen mit Ouabain unternommen worden, die zeigten, daß bei einer Reihe von Dekompensationstypen dieses Medikament das Minutenvolumen ohne jegliche begleitende Reduktion des Venendruckes erhöhen konnte. Damit war eine stimulierende Wirkung des Ouabain festgelegt, die gänzlich unabhängig von irgendeiner Wirkung auf den Venendruck war (Abb. 16, 17). Diese Untersuchungen mit Ouabain, die auch bestätigt werden konnten (54), machten es äußerst wahrscheinlich, daß die Unterschiede in der Herzarbeit nach Aderlaß bzw. Digoxin tatsächlich auf eine direkt stimulierende Wirkung des Digoxin auf den versagenden Herzmuskel zurückzuführen waren. Im Verlaufe weiterer Untersuchungen an unserer Klinik sahen wir noch eine Reihe von Fällen, bei denen intravenöses Digoxin weder einen Abfall des Venendruckes

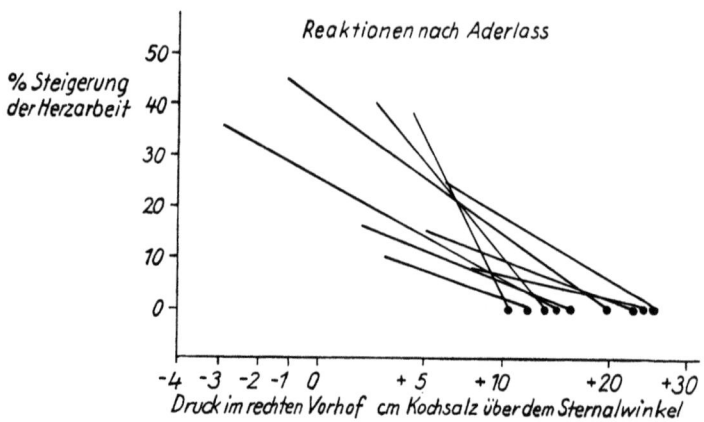

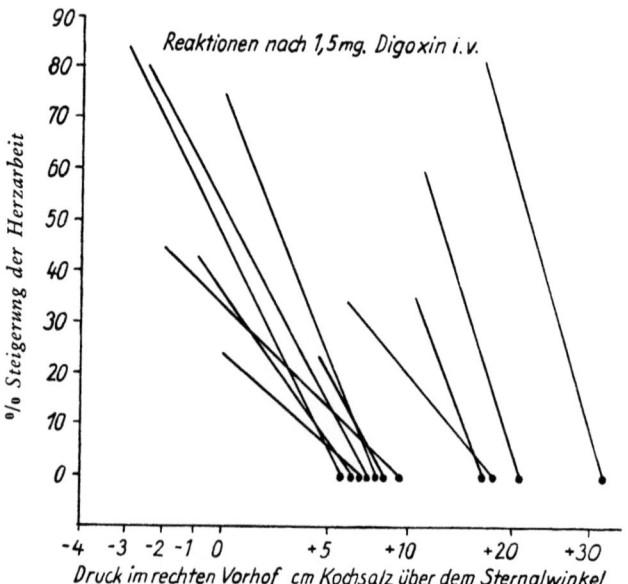

Abb. 15. Vergleich der Wirkung eines Aderlasses und einer Digoxin-Injektion auf die Arbeit des linken Ventrikels, die durch Multiplikation des Minutenvolumens mit dem mittleren arteriellen Druck berechnet wurde. Ein Aderlaß bewirkt einen nur 10- bis 40%igen Anstieg, während Digoxin zu einer 20- bis 80%igen Erhöhung führt. (Nach Clinical Science.)

noch eine Veränderung des Minutenvolumens während der Dauer der Beobachtung bewirkte – ein typisches Beispiel war die Dekompensation bei der Anämie (58). COURNAND und seine Mitarbeiter konnten zeigen, daß bei ausgewählten Fällen von Linksdekompensation das Minutenvolumen ohne jegliche signifikante Veränderung des enddiastolischen Druckes des rechten Ventrikels und daher ohne Veränderung des venösen Füllungsdruckes erhöht werden kann (59).

Diese Anhäufung neuer Beweise hat es außer Zweifel gestellt, daß die Digitalis bei gewissen Typen der Dekompensation eine

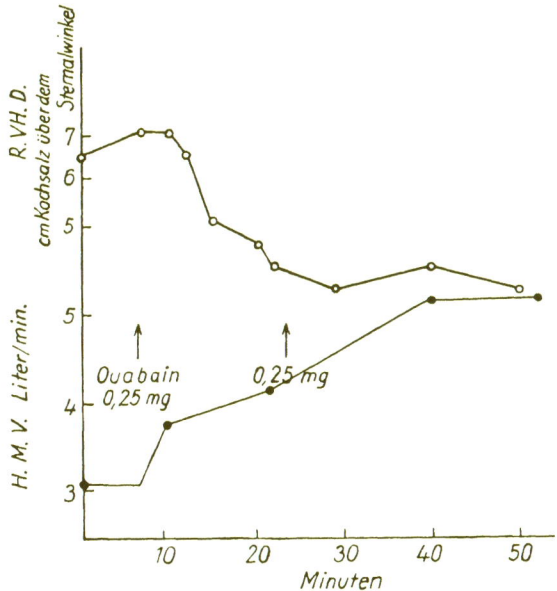

Abb. 16. Die Reaktion auf Ouabain bei einem Fall von Hypertonie. Nach 0,25 mg Ouabain kommt es zu einem sofortigen Anstieg des Minutenvolumens, der dem Absinken des Vorhofdruckes vorausgeht. Nach 20 Min. bewirken weitere 0,25 mg eine nochmalige Erhöhung des Minutenvolumens ohne jeglichen signifikanten Druckabfall im Vorhof. (Nach Clinical Science.)

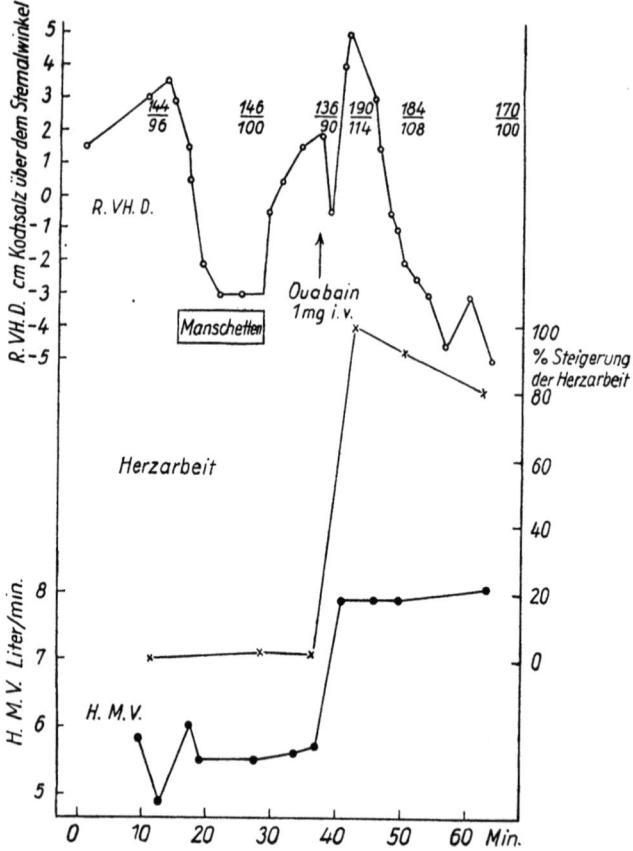

Abb. 17. Vergleich der Reaktionen auf eine mechanische Herabsetzung des Venendruckes und auf Ouabain bei einem Fall von Hypertonie. Oberschenkelmanschetten bewirken zwar ein Absinken des Vorhofdruckes, aber keine signifikante Veränderung des Minutenvolumens. Bei ähnlichen Ausgangswerten des Vorhofdruckes führt dagegen 1 mg Ouabain i. v. zu einem sofortigen, aber vorübergehenden Anstieg des arteriellen Druckes von 136/90 auf 190/114. Während dieses Zeitraumes blieb der venöse Füllungsdruck hoch; trotzdem wurde das Minutenvolumen eindeutig vergrößert. Dies ist ein klarer Beweis für die direkt stimulierende Wirkung des Ouabain auf das Myokard. (Nach Brit. med. J.)

Stimulation des Herzmuskels bewirken und diese Wirkung gelegentlich unabhängig von der Herabsetzung des Venendruckes eintreten kann. Diese direkte Wirkung auf den Herzmuskel konnte mit Ouabain leichter nachgewiesen werden als mit Digoxin selbst. Dies läßt erneut daran denken, daß die alte Annahme von VAQUEZ (60) und FRAENKEL (61), daß der Strophanthus eine stärker stimulierende Wirkung auf das Myokard als die Digitalis besäße, nochmals einer neuerlichen Überlegung wert wäre. Die zeitlichen Verhältnisse der Reaktion auf intravenöse Injektionen von Digoxin und Lanatosid-C einerseits und Strophanthin andererseits sind sicherlich verschieden. Die erste Reaktion auf Digoxin besteht in einem Abfall des Druckes im rechten Herzen, bevor es zu irgendeinem Anstieg des Minutenvolumens kommt, während die erste Reaktion auf Strophanthin in einer Erhöhung des Minutenvolumens (54) (Abb. 18) und des rechtsventrikulären Druckes (57) besteht. Die Digitalispräparate brauchen gewöhnlich 20–40 Minuten oder noch länger, um eine erkennbare Wirkung zu zeigen, während der Strophanthineffekt nach ungefähr 5–15 Minuten auftritt. Die Wirkungsgeschwindigkeit des Ouabain kann recht frappant sein, wobei gewisse Symptome wie Pulsus alternans oder Galopprhythmus rasch verschwinden können. Das verschieden schnelle Einsetzen der Wirkung hängt vielleicht mit der verschiedenen Löslichkeit der beiden Drogen zusammen, da Strophanthin wasser- und Digoxin alkohollöslich ist. Die ältere Literatur ist hinsichtlich vergleichender Untersuchungen der Wirkung der Digitalis- und Strophanthinpräparate wenig ergiebig: es bestand eine gewisse Neigung, die stimulierende Wirkung der Digitalis auf den Herzmuskel durch Experimente mit Strophanthin oder Ouabain nachzuweisen. Allerdings scheinen einige neuere Arbeiten von LOUBATIÈRES (62) zu zeigen, daß Digitaline zwar den Tonus (diastolische Spannung) des versagenden Papillarmuskelstreifens wiederherstellen, jedoch nicht im gleichen Maße wie Ouabain die Größe der systolischen Kontraktion erhöhen kann. Jedoch sind nur wenige Versuche beschrieben und die Untersuchungen von CATTELL und GOLD (46), WALKER, LOURIE

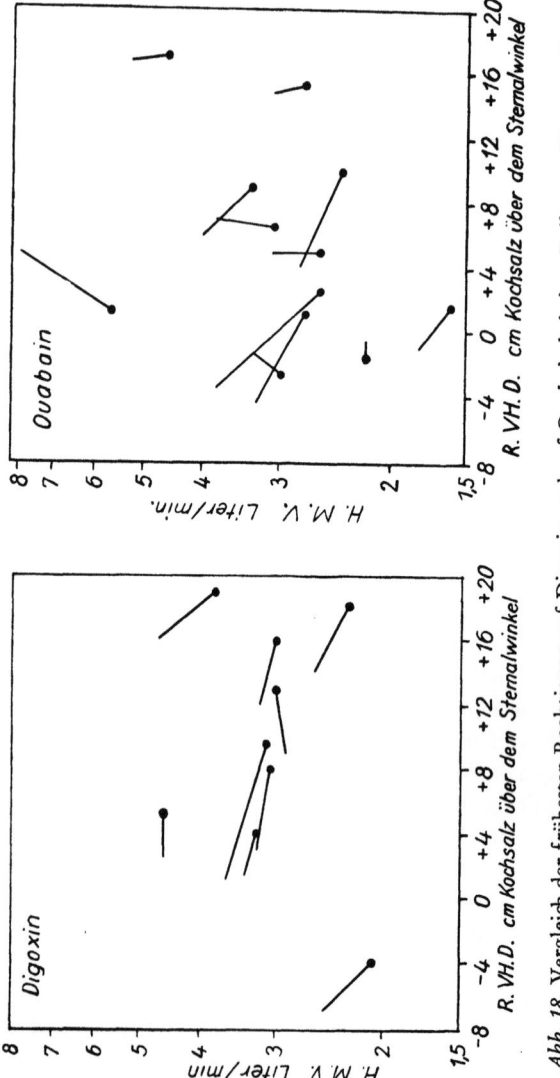

Abb. 18. Vergleich der frühesten Reaktionen auf Digoxin und auf Ouabain bei einer Reihe von Hypertonikern. Die früheste Reaktion auf Digoxin (links) ist ein Abfall des Vorhofdruckes ohne jeglichen signifikanten Anstieg des Minutenvolumens. Andererseits ist die früheste Reaktion auf Ouabain gewöhnlich eine Vergrößerung des Minutenvolumens ohne größeres Absinken des Venendruckes. (Nach Clinical Science.)

und BURN (81) und WALTON, LEARY und JONES (82) scheinen dagegen darauf hinzuweisen, daß nur geringe quantitative Unterschiede in der Wirkung der verschiedenen Glykoside bestehen.

Herabsetzung des Venendruckes ohne Änderung des Minutenvolumens sowie weitere Reaktionen des rechtsventrikulären Druckes

Es wurde öfters gefunden, daß Digoxin bei gewissen dekompensierten Patienten den Venendruck erniedrigen konnte, ohne daß es zu einer Erhöhung des Minutenvolumens, zumindest während der Dauer der Beobachtung, kam (5, 25, 54). Selbst bei jenen Fällen, bei denen das Minutenvolumen anstieg, haben wir oft gesehen, daß ein auffälliger Abfall des Venendruckes jeglicher statistisch signifikanter Veränderung des Minutenvolumens vorausging (54). Vorerst schienen diese Beobachtungen unsere Hypothese, daß die Reduktion des Venendruckes unabhängig von der Besserung des Minutenvolumens eintrete und daher eine wichtige primäre Wirkung der Digitalis sein könnte, zu unterstützen (5). Da jedoch die primäre Herabsetzung des Venendruckes nicht immer beobachtet werden kann (58), kann sie nicht länger zur Erklärung der zahlreichen Reaktionsarten des Minutenvolumens auf Digitalis herangezogen werden. Es wird daher notwendig, die ohne Anstieg des Minutenvolumens eintretende Herabsetzung des Venendruckes auf andere Weise zu erklären.

In einer Untersuchung der rechtsventrikulären Druckwerte bei Patienten mit Hypertonie und ischämischen Herzerkrankungen (63) haben wir vor kurzem beobachten können, daß in einem Drittel der Fälle der rechtsventrikuläre Druck signifikant abfiel, ohne daß ein meßbarer Anstieg des Minutenvolumens eintrat, wobei der Druckabfall hauptsächlich den systolischen Druck des rechten Ventrikels betraf, während der diastolische Druck nur um 2–6 mm fiel. Dieser letztere Abfall stellt eine sehr wichtige Veränderung des

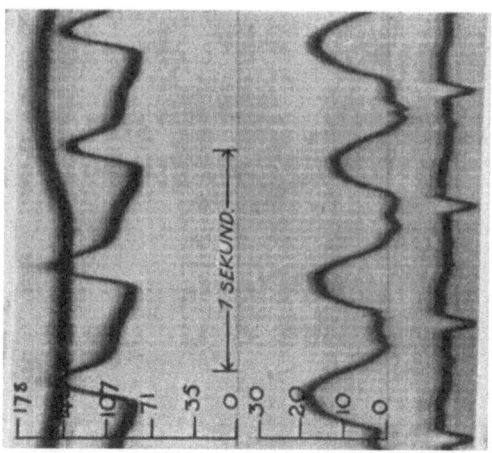
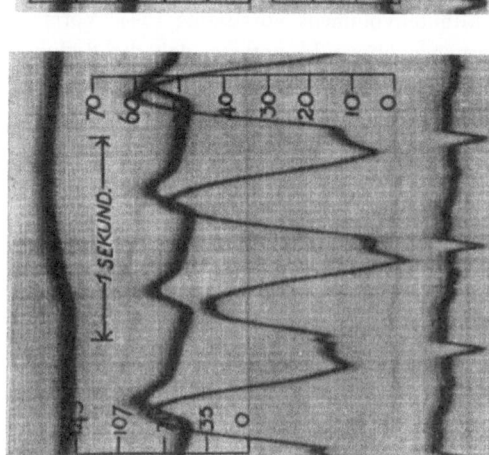

Abb. 19. Die Reaktion eines versagenden Herzens auf Digoxin. Der Patient litt an einem Hochdruck und war in eine schwere Dekompensation mit terminalem Abfall des arteriellen Druckes geraten. Er blieb während der Dauer der Untersuchung bewußtlos und starb 24 Stunden später. Von oben nach unten: Atmung, Brachialisdruck, rechtsventrikulärer Druck, Elektrokardiogramm (verkehrt gepolt). – Ausgangswerte links. Siehe den hohen Druck im rechten Ventrikel sowohl in der Systole wie in der Diastole und den niedrigen arteriellen Druck. 30 Min. nach der Injektion von 1,5 mg Digoxin war der arterielle Druck angestiegen und der Kammerdruck auf normale Werte zurückgegangen. Das Minutenvolumen blieb unverändert bei 4 Liter pro Minute. Während also der Druck im rechten Ventrikel abnahm, muß der Druck im linken Ventrikel angestiegen sein.

diastolischen Füllungsdruckes des rechten Ventrikels dar, während der wesentlich größere Abfall des systolischen Druckes einen starken Rückgang des Druckes in der Pulmonalarterie repräsentiert. Diese Abnahme der pulmonalen Gefäßüberfüllung war von einer subjektiven Erleichterung der Atemnot und der Abfall des diastolischen Füllungsdruckes von einer Abnahme des zentralvenösen Druckes begleitet.

Diese Beobachtungen sind in Abb. 10 u. 20 illustriert. Sie erweitern unsere hämodynamischen Vorstellungen um wesentliche Einzelheiten. Die pulmonale Gefäßüberfüllung (i. e. die Erhöhung des systolischen Druckes im rechten Ventrikel) überstieg beträchtlich den Grad der Stauung vor dem rechten Herzen (i. e. den enddiastolischen Druck im rechten Ventrikel), das heißt, die Patienten litten an Linksdekompensation. Beginnt bei einem Patienten plötzlich ein Linksversagen aufzutreten, dann ist der linke Ventrikel nicht mehr imstande, sich vollständig zu entleeren, und das Restblut, das nach der schwachen Kontraktion liegen bleibt, addiert sich zu jenem Blut, das der noch normal funktionierende rechte Ventrikel in den kleinen Kreislauf hineinpumpt. Der linke Ventrikel wird daraufhin mit jedem Schlag etwas mehr gedehnt, und zwar so lange, bis er mit dem rechten Ventrikel wieder in Gleichschritt kommt und die Schlagvolumina sich ausgleichen. Dies geschieht im Verlauf weniger Schläge und auf Kosten eines schrittweisen Druckanstieges in den Pulmonalgefäßen, und zwar in den Venen, Kapillaren und Arterien. Wir können die Wirkungen des Digoxins, wie sie in den Abbildungen 19 und 20 illustriert sind, als eine Umkehr dieses Vorganges erklären. Digoxin würde danach auf den versagenden linken Ventrikel so einwirken, daß er etwas mehr Blut als der rechte auswirft, jedoch nur während einiger Schläge und so lange, bis der Pulmonalvenendruck gefallen ist und die beiden Herzhälften wiederum erneut in Gleichschritt gekommen sind. Die Ficksche Methode ist nicht imstande, eine solche vorübergehende Differenz zwischen den Minutenvolumina der beiden Herzhälften zu registrieren. Wir können daher nur das Endergebnis beobachten, nämlich eine Verminderung der pulmonalen Gefäßdrucke ohne Veränderung des Minutenvolumens.

Bei diesem Vorgang zeigt das rechte Herz keine Reaktion auf Digoxin und verhält sich tatsächlich in völlig physiologischer Weise. Sobald sich ein Linksversagen mit einem sekundären Anstieg des pulmonalen Gefäßdruckes entwickelt, wird das rechte Herz unter

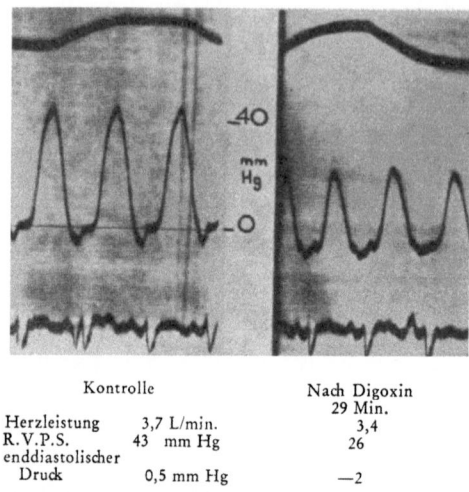

	Kontrolle	Nach Digoxin 29 Min.
Herzleistung	3,7 L/min.	3,4
R.V.P.S.	43 mm Hg	26
enddiastolischer Druck	0,5 mm Hg	—2

Abb. 20. Dekompensierter Hochdruck. Von oben nach unten: Atmung, Druck im rechten Ventrikel, Elektrokardiogramm. Der hohe Kammerdruck vor Einsetzen der Behandlung (43 mm Hg) weist auf die pulmonale Stauung hin. Dieser Druck ging zusammen mit dem enddiastolischen Druck eine halbe Stunde nach 1,5 mg Digoxin in signifikantem Ausmaß zurück, während das Minutenvolumen gleichblieb oder möglicherweise geringfügig abfiel.

eine leichte Beanspruchung gesetzt und der venöse Füllungsdruck steigt, um den erhöhten Ansprüchen zu genügen. Wird andererseits die pulmonale Hypertension vermindert, so fällt der diastolische Füllungsdruck des rechten Ventrikels ab und mit ihm sinkt der zentrale Venendruck auf wenige cm Kochsalz (Abb. 21).

Die durch die erhöhte Stimulation des linken Ventrikels sich bemerkbar machenden Unterschiede der Digitaliswirkung auf die beiden Ventrikel mögen daher einige der abnormen und rätselhaften Reaktionen begründen, die uns früher zu der verlockenden Theorie verleiteten, daß nach Digoxin primär eine Veränderung des Venendruckes eintrete. Die Herabsetzung des pulmonalen Gefäßdruckes könnte sehr wohl durch eine Blutverschiebung aus den Lungen in die Peripherie und diese durch eine Erhöhung des Minutenvolumens bewirkt sein, wie dies COURNAND und Mitarbeiter (59) angenommen haben. Aber der Anstieg des Minutenvolumens ist nicht notwendigerweise anhaltend oder meßbar; er muß nicht mehr als einige wenige Schläge andauern. WERKÖ und Mitarbeiter konnten kürzlich zeigen, daß, selbst wenn das Minutenvolumen des de-

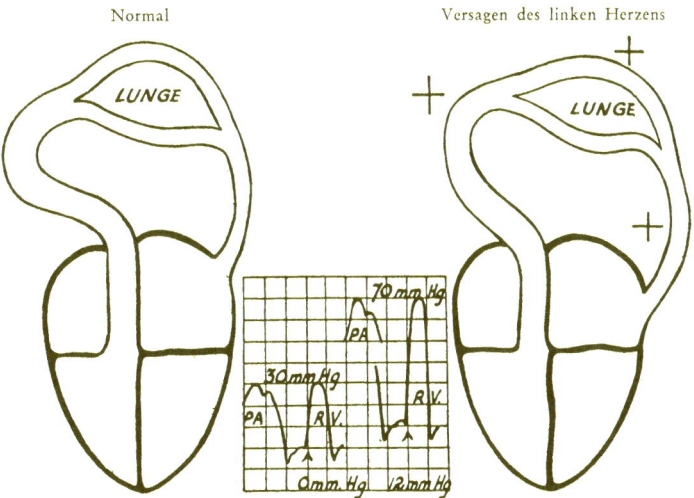

Abb. 21. Diagrammatische Darstellung der durchschnittlichen Druckwerte im rechten Ventrikel und in der Pulmonalarterie bei Normalen und bei Patienten mit Linksversagen. Der hohe Druck in der Pulmonalarterie wird wahrscheinlich durch den hohen Druck in den Pulmonalvenen bestimmt. Digoxin bewirkt eine Normalisierung dieses Zustandes.

kompensierten linken Herzens als unmittelbare Reaktion auf Lanatosid-C ansteigt, das Blutvolumen der Lunge nicht meßbar verändert wird (64). Vielleicht sind Reduktionen des pulmonalen Gefäßtonus mit im Spiele. Wäre dies nicht der Fall, dann würde eine sehr geringe Volumenverringerung im Gefäßbett der Lunge von einem beträchtlichen Abfall des pulmonalen Gefäßdruckes begleitet sein. Die Beziehungen zwischen Volumen und Druck in den Lungengefäßen bedürfen noch einer genaueren Untersuchung, bevor die Reihenfolge der einzelnen Reaktionen nach Digoxin richtig beurteilt werden kann.

Obwohl jene Reihenfolge der Ereignisse, wie sie in Abb. 20 und 21 illustriert sind, als die gewöhnliche Reaktion der Linksdekompensation betrachtet werden kann, so gibt es doch auch noch andere Arten des Verhaltens des rechtsventrikulären Druckes und des Minutenvolumens (63):

a) Beobachtungen in COURNANDS Laboratorium (59) haben in einigen Fällen von Linksdekompensation nachgewiesen, daß das Minutenvolumen gleichzeitig mit einem Druckabfall in den Pulmonalgefäßen anstieg, ohne daß eine Änderung des enddiastolischen Druckes im rechten Ventrikel eintrat. Nach unseren Erfahrungen ist dieser Reaktionstyp ungewöhnlich.

b) Bei Klappenerkrankungen und manchen Fällen von chronischem Cor pulmonale wird die Situation durch das Vorhandensein der Obstruktion kompliziert; Digoxin bewirkt hier einen Anstieg des rechtsventrikulären Druckes. Ähnlich ist die Reaktion auf Ouabain, wie sie BLOOMFIELD und seine Mitarbeiter beschrieben haben (57). In einer Reihe von Fällen, unter denen Klappenerkrankungen die Mehrzahl bildeten, haben LAGERLÖF und WERKÖ ebenfalls auf diesen Reaktionstyp nach Lanatosid-C hingewiesen (64a). Auch wir haben manchmal nach Digoxin eine solche Reaktion gesehen (63). Der erhöhte Druck weist vielleicht auf eine Stimulation des rechten Ventrikels hin. Bei Betrachtung der Abb. 19 läßt sich erkennen, daß der linke Ventrikel offenbar eine Erhöhung seines systolischen Druckes bewerkstelligen konnte, während der Abfall des Druckes in der Pulmonalarterie die Annahme erlaubt, daß gleichzeitig auch der Druck in der Pulmonalvene absank. Kurz, der linksventrikuläre Druck stieg beträchtlich an, obwohl es zu keiner Veränderung des Minutenvolumens gekommen war.

c) Gelegentlich kann eine volle intravenöse Dosis Digoxin zu einem zeitweiligen Anstieg des arteriellen Druckes führen, der eine Verstärkung der Linksdekompensation auslöst, wobei sowohl der systolische als auch der diastolische Druck im rechten Ventrikel ansteigen (Abb. 12).

Frequenzabnahme und Veränderung des Minutenvolumens

Die alte Vorstellung, wonach die klinische Reaktion auf Digitalis durch die Verringerung der hohen Herzfrequenz bestimmt würde, wurde von KELLY und BAYLISS (65) einer genaueren Analyse unterzogen. Die Abnahme der venösen Stauung und die Verbesserung des Minutenvolumens ist bei Patienten mit Sinusrhythmus genau so häufig und eindrucksvoll wie bei jenen mit Vorhofflimmern, bei denen eine stärkere Abnahme der Frequenz erzielt wird (Abb. 22 und 23). Oft ist es die Verkürzung der Diastole, die dem Patienten mit flimmernder Mitralstenose und hoher Ventrikelfrequenz Beschwerden verursacht. Sie beeinträchtigt die Ventrikelfüllung und bewirkt damit einen Druckanstieg im linken Vorhof. Bei diesem Zustand kann die Herabsetzung der Frequenz von Nutzen sein, doch sind bis jetzt noch nicht genügend Beobachtungen gesammelt, um diese Ansicht zu beweisen. Die weitverbreitete Meinung, daß die Resultate bei flimmernden Patienten besser seien, mag vielleicht auf der Tatsache beruhen, daß die Frequenzverlangsamung durch Digitalis beim Vorhofflimmern den behandelnden Arzt leichter an die optimale Dosis heranführen kann. Beim dekompensierten Patienten mit Sinusrhythmus wird man eine solche objektive Hilfe vermissen und Unter- oder Überdosierungen werden daher eher eintreten.

Dies mag zu der Meinung verführen, daß die Digitalis bei solchen Patienten von geringerem klinischen Wert wäre. Zu Beginn der

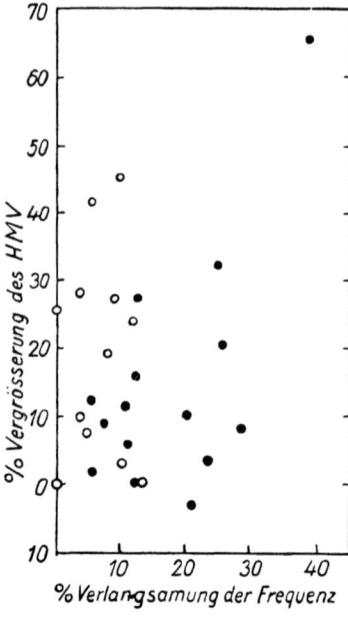

Abb. 22. Vergleich des Einflusses der Frequenzverringerung auf das Minutenvolumen bei Patienten mit Sinusrhythmus (Kreise) und Vorhofflimmern (Punkte). Das Ausmaß der Verlangsamung ist zwar beim Vorhofflimmern größer, jedoch ist die Wirkung auf das Minutenvolumen in beiden Gruppen annähernd gleich. (Nach Lancet.)

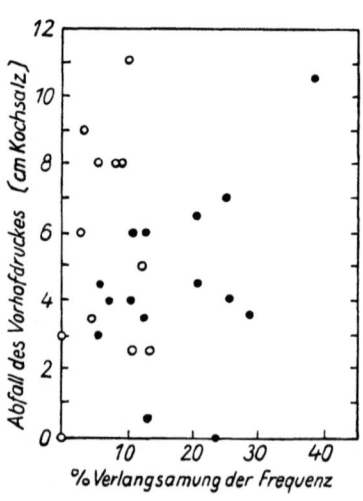

Abb. 23. Vergleich des Einflusses der Frequenzverringerung auf die Größe des Druckabfalles im rechten Vorhof bei Patienten mit Sinusrhythmus (Kreise) und Vorhofflimmern (Punkte). Das Ausmaß der Verlangsamung ist zwar beim Vorhofflimmern größer, jedoch ergibt sich kein Unterschied in der Größe der venösen Druckabnahme in beiden Gruppen. (Nach Lancet.)

Digitaliswirkung scheint die Frequenzverlangsamung beim Flimmern dem Ursprung nach vagal zu sein, da sie durch eine volle intravenöse Dosis Atropin (1–2 mg) vollkommen verhindert werden kann. Dies stimmt mit den Beobachtungen von PORTER (66) und auch mit jenen von GOLD und dessen Mitarbeitern (67) überein, wonach sich die direkte Wirkung auf das Hissche Bündel im Verlaufe der Digitalisierung erst später einstellt.

Blutdruckerhöhende Wirkung

Es ist seit langem bekannt, daß beim Versuchstier volle Dosen der Digitaliskörper den arteriellen Druck erhöhen (68), und es wurde lange diskutiert, ob eine solche Wirkung auch beim Menschen nachweisbar wäre. Bei Verwendung moderner Präparate besteht jedoch kein Zweifel, daß volle Dosen Digoxin und Ouabain oft einen signifikanten Anstieg des Druckes bewirken (siehe Abb. 19). Dieser Anstieg des arteriellen Druckes kann oder kann auch nicht von einem Anstieg des Minutenvolumens begleitet sein (54). Dies kann oder kann auch nicht, je nach der Lage, einen gewissen Anstieg des peripheren Widerstandes bedeuten. Der Carotis-Sinus-Reflex scheint durch Digitalis gestört zu sein (69). Wird weniger als die maximale therapeutische Dosis (1,5 mg Digoxin, 1,6 mg Lanatosid-C, 0,75 mg Ouabain) injiziert, dann tritt dieser Blutdruckanstieg seltener auf.

Diese Reaktion des arteriellen Druckes ist aus verschiedenen Gründen wichtig. Sie setzt früh ein, gewöhnlich innerhalb 3–8 Minuten, und kann manche andere Wirkungen der Digitalis überdecken. Ja, sie kann sogar eine vorübergehende Verschlimmerung der Kurzatmigkeit auslösen, die mit einem Anstieg sowohl des venösen als auch des pulmonalen Druckes einhergeht. Wir haben Anfälle von Linksversagen gesehen, die unzweifelhaft der Injektion der Volldosis Digoxin oder Ouabain folgten und die die anderen mehr günstigen pharmakologischen Wirkungen des Medikamentes vollkommen verdeckten (Abb. 12). Der blutdrucksteigernde Effekt ist jedoch eher vorübergehend und kann innerhalb 15–30 Minuten völlig verschwinden, während nun der Abfall des peripheren venösen Druckes und der Anstieg des Minutenvolumens sichtbar werden (Abb. 17). Der arterielle Druckanstieg kann, besonders nach Ouabain, von unangenehmen Sensationen im Kopf begleitet sein, die von dem Patienten als eine Art Bersten oder irgendein anderes unerträgliches Gefühl beschrieben werden, jedoch ebenfalls meistens bald vorübergehen. In einem Fall haben wir jedoch bei einem schwer dekompensierten Patienten mit begleitenden Symptomen psychischer Verwirrtheit nach Ouabain eine Zunahme dieser Symptome, gesteigerte Unruhe und Schwatzhaftigkeit gesehen. Es ist möglich, daß Ouabain eine gewisse vasokonstriktorische Wirkung auf die Hirngefäße besitzt.

Die Erzeugung ektopischer Schläge

Diese bekannte Eigenschaft der Digitalis stellt eine der möglichen Risiken dar, die bei Verwendung des Medikamentes zur Therapie schwerer Dekompensationen in Kauf genommen werden müssen. Es dürfte nur wenig Ärzte geben, die nicht schon einmal den plötzlichen Verfall eines kardialen Patienten innerhalb der ersten halben Stunde der Digitalisierung, besonders nach massiven Dosen, gesehen haben. Der Autor hat in den letzten zehn Jahren drei solcher Fälle unter seinen Patienten beobachtet, von denen zwei eine ventrikuläre Tachykardie zeigten. Die häufigere Komplikation ist das Auftreten eines Pulsus bigeminus. Sie findet sich besonders in den späten Stadien der Mitralstenose und bei manchen Fällen von schwerer Herzmuskelerkrankung. Anscheinend wird eine Bigeminie bei vorher normalen Tierherzen durch therapeutische Digitalisdosen nicht hervorgerufen (70). Sie ist daher wahrscheinlich ein kombinierter Effekt der Digitalis und der schweren Myokarderkrankung. Tritt sie ein, so befindet sich der Arzt in einem Dilemma. Eine Fortsetzung der Digitalisierung kann zum Tod führen, andererseits setzt eine Absetzung des Medikamentes gewöhnlich jeder Möglichkeit ein Ende, mit dieser Therapie noch einen Erfolg zu erzielen. Die Arrhythmie kann selbst nach Absetzen des Medikamentes noch Wochen hindurch anhalten; versucht man, die Digitalisierung selbst in sehr kleinen Dosen wieder aufzunehmen, tritt auch der Bigeminus gewöhnlich wieder auf. Ein Pulsus bigeminus kann bei gewissen Patienten mit schweren Herzmuskelerkrankungen natürlich auch unabhängig von einer Digitalisierung auftreten; in diesen Fällen wird es niemals von Vorteil sein, Digitalis zu geben. Eine Bigeminie verurteilt daher den Patienten zu einer Behandlung mit anderen Medikamenten. Sobald einmal die Digitalis aufgehört hat, eine günstige Wirkung zu zeigen, stellt dies gewöhnlich das Endstadium des myokardialen Zusammenbruches dar.

Wirkungsgeschwindigkeit, Kumulation

Viele der neuen Erkenntnisse über die Reaktionen des dekompensierten Herzens wurden in Untersuchungen gewonnen, die meistens durch rund eine Stunde und nur gelegentlich länger durchgeführt wurden. Aktive Digoxin-Präparate bewirken gewöhnlich einen Abfall des Venendruckes, der innerhalb zwanzig Minuten manifest wird und der später von einem Anstieg des Minutenvolumens gefolgt wird. Definitive Reaktionen des Minutenvolumens und des Venendruckes treten innerhalb 30–40 Minuten ein. Lanatosid-C zeigt nach STEAD (25) seine Wirkung innerhalb einer ähnlichen Zeitperiode; die erste Reaktion besteht ebenfalls in einem Abfall des Druckes im rechten Vorhof. Dagegen wirkt Ouabain ganz wesentlich rascher. Die Reaktionen können in vielen Fällen innerhalb von 5 Minuten auftreten, wobei der Anstieg des Minutenvolumens zuerst manifest wird. Das von LENÈGRE und Mitarbeitern verwendete Digitaline wirkt innerhalb einer halben bis einer Stunde (71). Obwohl nun bemerkenswerte und definitive Besserungen des Minutenvolumens und eine Abnahme der venösen Stauung innerhalb einer Stunde gefunden werden können, ist es bis jetzt noch nicht sicher, ob diese Reaktionen sämtliche therapeutischen Möglichkeiten umfassen. Vielleicht könnten andere Methoden der Messung des Minutenvolumens, die sich über Zeiträume von Tagen erstrecken, gelegentlich klinische Besserungen mit meßbaren Anstiegen des Minutenvolumens und weiterer Verminderung der Stauung demonstrieren, die über das durch intravenöses Digoxin innerhalb einer Stunde bewirkte Ausmaß hinausreichen (72). Eine beträchtliche Arbeit wird noch zu leisten sein, um die Rolle der Digitalisierung bei diesen Späterfolgen klarzulegen. Wurde einmal der Circulus vitiosus der Dekompensation durch die intravenöse Injektion von Digitalispräparaten durchbrochen, dann kann schon die Bettruhe allein beträchtlich zur Vervollständigung des Therapieerfolges beitragen.

Die bekannte Tendenz der Digitalis zur Kumulation ist oft ein Schreckgespenst für den behandelnden Arzt, speziell dann, wenn er es mit einem Herzversagen zu tun hat, das bereits unter Digitalis steht. Es kann vorkommen, daß zu große Rücksichtnahme auf diese Gefahr eine wirksame Behandlung verhindert. RAY und LA DUE (73) haben gezeigt, daß es durchaus möglich ist, zufriedenstellende therapeutische Ergebnisse zu erhalten, wenn man Patienten, die durch zu geringe Dosierung in die Dekompensation geraten sind, zusätzlich Digitalis gibt. Bei solchen Patienten muß man mit Vorsicht vorgehen und Präparate verwenden, die rascher ausgeschieden werden, wie z. B. Strophanthin oder Ouabain. RAY und LA DUE meinen, daß selbst das Auftreten von Digitaliseffekten im Elektrokardiogramm nicht unbedingt eine Kontraindikation gegen eine weitere Digitalisierung darstellen müsse.

Die Länge dieses Abschnittes offenbart bereits die fundamentalen Mängel unserer Kenntnisse über die Art und Weise, in der die Digitalis den Stoffwechsel des versagenden Herzmuskels verändert. Unser Wissen darüber ist noch immer empirisch. Gründlichere Kenntnisse über den Mechanismus der Muskelkontraktion und sein Versagen während der Dekompensation sind notwendig, bevor wir klar sehen können. VISSCHER (74) war der Meinung, daß das Herz nach Digitalis mit einem besseren Wirkungsgrad arbeite, d. h. ein größerer Anteil des Stoffwechsels als äußere Arbeit aufscheine. KATZ (75) behauptet dagegen, daß das Herz tatsächlich mehr Arbeit leiste und die Veränderung des Wirkungsgrades von geringerer Bedeutung wäre. FINKELSTEIN (76) hat kürzlich eine gesteigerte Sauerstoffausnützung des Herzens nach Digitalis nachgewiesen. Ein ausgezeichneter Überblick über die Stoffwechselwirkung der Herzglykoside wurde von WOLLENBERGER veröffentlicht (76 a).

STEWART und COHN (77) zeigten, daß eine erfolgreiche Digitalisierung eine Größenabnahme des Herzens bewirkt. Diese Größenabnahme kann manchmal sehr rasch und auffallend sein. Ob dies eine Veränderung des „Tonus" darstellt, ist fraglich. Sie kann ebenso ein sekundäres Ergebnis der Rekompensation sein, da der überlastende und überdehnende Einfluß des hohen Füllungsdruckes wegfällt.

Im Zusammenhang mit der Digitaliswirkung harrt noch immer eine Vielfalt von Problemen der Lösung, deren Untersuchung am Menschen auch weiterhin Früchte bringen wird, denn wir werden ohne Zweifel in deren Verlauf weitere Erkenntnisse über die fundamentalen Mechanismen des Herzversagens und die Bedeutung seiner verschiedenen klinischen Manifestationen sammeln.

Kapitel 5

Spezielle therapeutische Probleme

Die Digitalis als ein Allheilmittel bei allen Formen kardialer Störungen zu betrachten, wäre nicht weniger unvernünftig, als z. B. Leberpräparate bei allen Formen der Anämie zu geben. Ein Erfolg wird nur bei gewissen Gruppen von Patienten eintreten, und zwischen jenen, bei denen eine drastische klinische Besserung eintritt, und jenen, bei denen das Medikament versagt, liegt eine unbestimmbare Gruppe, wo die Digitalisierung nur ein therapeutischer Versuch bleibt, der manchmal einen Erfolg zeitigt, jedoch ebenso oft einen solchen vermissen läßt. Die Ursachen, warum Digitalis manchmal wirkt und manchmal versagt, scheinen bis jetzt noch nicht klar zu sein. Es ist schwierig, irgendwelche sichere Regeln aufzustellen, doch dürften die folgenden Punkte im allgemeinen richtig sein:

1. Digitalis wird bei der Dekompensation mit niedrigem Minutenvolumen, d. h. bei der Hypertonie und bei den Klappen- und ischämischen Herzmuskelerkrankungen, das Minutenvolumen gewöhnlich vergrößern;

2. die Reaktionen werden zu Beginn besser und ausgiebiger als in den späten Stadien der Dekompensation sein, da nun das Herz sein Vermögen, eine ausreichende Reaktion zustande zu bringen und aufrecht zu erhalten, verloren zu haben scheint;

3. beim Dekompensationstyp mit hohem Minutenvolumen (Emphysem, Anämie, arteriovenöse Aneurysmen) wird eine eindeutige klinische Besserung nach Digitalis eher ausbleiben.

Die Herzschwäche der Hypertonie

In den frühen Stadien kann sich die dekompensierte Hypertonie durch Anfälle von nächtlicher Atemnot und durch leichte Kurzatmigkeit nach Anstrengungen manifestieren. Hier kann die Digitalis beträchtlichen Nutzen bringen. Selbst wenn eine Zunahme der Dekompensation Bettruhe erforderlich macht, wird man mit Digitalis weiterhin befriedigende Resultate erzielen. Diese Patienten können oft drastisch gebessert und ihnen längere Perioden eines relativen Wohlbefindens geschenkt werden, aber mit dem unerbittlichen Fortschreiten der Krankheit wird der Intervall immer kürzer und bei jeder folgenden Klinikaufnahme die Rekompensation immer schwieriger werden.

Ischämische Herzerkrankungen

Diese Zustände sprechen in den frühen Stadien gut an, und die Resultate sind vergleichbar mit jenen, die man bei der Hypertonie sieht. Besondere Schwierigkeiten erwachsen bei der Behandlung jenes

Herzversagens, das nach einem frischen Myokardinfarkt auftreten kann. Die Besorgnis, eine Kammertachykardie oder ein Kammerflimmern auszulösen, hat viele Ärzte davon abgehalten, solchen Patienten Digitalis zu geben. Der Autor hat den Eindruck, daß das Auftreten von Atemnot und venöser Stauung eine eindeutige Indikation zur Digitalisierung ist und daß die Resultate dieser Therapie durchaus erfreulich sind. Manche Autoren empfehlen, Digitalis mit Chinidin zu kombinieren, da letzteres die Wahrscheinlichkeit der Auslösung einer ventrikulären Tachykardie herabsetzen soll.

Klappenerkrankungen

Im allgemeinen reagieren Patienten, deren Dekompensation auf eine Klappenstenose oder -insuffizienz zurückzuführen ist, nicht so gut wie die Hypertoniker oder die Patienten mit ischämischen Herzerkrankungen. Das Ausmaß der klinischen Besserung muß im Hinblick auf die Ätiologie und Entwicklung der betreffenden Klappenerkrankung beurteilt werden. Sobald Patienten mit einer Aortenstenose oder -insuffizienz in die Dekompensation geraten sind und schon eine periphere venöse Stauung aufgetreten ist, geht der Verlauf gewöhnlich ziemlich rasch bergab. Es scheint, als ob in diesem Stadium der Klappenfehler bereits eine Belastung verursacht, die nicht mehr beseitigt werden kann. Bei der Mitralstenose findet sich eine ganze Reihe verschiedener Entwicklungsformen und Ursachen, und dementsprechend sind die Reaktionen auf Digitalis gleichermaßen verschieden. Manchmal sind sie zufriedenstellend, ja sogar verblüffend, in anderen Fällen wiederum nur mäßig und von geringem Nutzen. Der Anstieg des Minutenvolumens als Ergebnis der Digitalisierung ist oft klein, aber nichtsdestoweniger können die Patienten oft über eine Reihe von Jahren ein gewisses eingeschränktes Leben fortsetzen.

Akute Nephritis

Wir konnten die Erfahrungen LA DUES bestätigen, daß der Venendruck in praktisch allen Fällen von akuter Nephritis erhöht ist und in der Rekonvaleszenz wieder zurückgeht (78). Es wurde behauptet, daß die Digitalisierung diese Erhöhung des Venendruckes nicht vermindern kann, doch ist dies nicht allgemein anwendbar. Wir haben Fälle gesehen, bei denen es zu wirklich ernsten Dekompensationen kam und bei denen Digitalis entweder zu einer Reduktion des Venendruckes oder zu einer Erhöhung des Minutenvolumens oder zu beidem führte.

Cor pulmonale

Der Mechanismus des Herzversagens als Folge von Lungenerkrankungen scheint immer schwerer verständlich zu werden (4, 79). Die Fälle können grob geteilt werden in a) Obstruktions- und b) asphyktische Formen. Im ersteren Falle liegt die Ursache der Dekompensation in einer die Zirkulation behindernden Gefäßerkrankung der Lunge, wie sie das Ergebnis einer primären pulmonalen Hypertension, wiederholter pulmonaler Embolien, embolischer Karzinomatosen, einer pulmonalen Bilharziose oder ähnlicher Ursachen sein kann. Die asphyktischen oder anoxischen Formen sind das Ergebnis einer Bronchitis oder eines Emphysems und treten auch im Verlaufe anderer Erkrankungen auf, die den Zutritt von Luft zu den Lungen behindern, wie z. B. der peribronchialen lymphatischen Karzinommetastasen in der Lunge. Zusätzlich zu diesen Formen gibt es noch eine akute Form des Herzversagens, die bei schweren Pulmonalembolien auftritt. Auf die Behandlung dieser Zustände soll noch eingegangen werden.

Die Obstruktionsform des pulmonalen Herzversagens verhält sich wie die anderen Dekompensationstypen mit niedrigem Minutenvolumen. In vorgeschrittenen Stadien ist das Minutenvolumen eher niedrig und der Venendruck hoch. Da der Luftzutritt zu den Lungen nicht behindert ist, ist der Gasaustausch in den Alveolen nicht erschwert und die arterielle Sauerstoffsättigung bleibt daher normal. Man kann jedoch in vorgeschritteneren Stadien dieser Formen eine Herabsetzung der Sauerstoffsättigung finden. Möglicherweise führt die ungleichmäßige Durchblutung der verschiedenen Lungenpartien, die durch die Obstruktion in den einzelnen Gefäßen verursacht wird, zu Ausfällen im Blut-Gasaustausch. Digitalis ist in dieser Gruppe sicher eines Versuches wert, aber wie bei den schweren stenosierenden Klappenerkrankungen des linken Herzens sind die Reaktionen weder besonders ausgiebig noch wirklich anhaltend.

Die Ergebnisse der modernen Untersuchungsmethoden lassen die Art und Weise, in der sich die Dekompensation der asphyktischen Form des Cor pulmonale, wie z. B. beim Emphysem, entwickelt, komplizierter erscheinen, als man ursprünglich annahm. Viele Patienten, die, nach den hohen Werten der Residualluft zu schließen, an einem ganz beträchtlichen Emphysem leiden, können durchaus normale pulmonal-arterielle Drucke aufweisen, die jedoch dazu neigen, bei Belastung schneller anzusteigen, was auf das Bestehen jenes Zustandes hinweist, den HICKAM und CARGILL (22) die „Rigidität" des Lungengefäßbettes genannt haben. Tritt bei solchen Patienten eine akute Verschlechterung ihrer Bronchitis ein, dann kann die arterielle Sauerstoffsättigung ganz beträchtlich abfallen und der Druck in der Pulmonalarterie zu sehr hohen Werten ansteigen. Es ist möglich, daß zusätzliches Asthma von einer gewissen Konstriktion der Pulmonalgefäße begleitet wird. Ferner verlangt eine Abnahme der Sauerstoffsättigung des arteriellen Blutes nach einer Erhöhung des Minutenvolumens. Ohne Zweifel spielt die gesteigerte Herzarbeit zusammen mit der schlechten Sauerstoffversorgung sowohl des Herzmuskels als auch anderer Gewebe eine Rolle in der Auslösung der Dekompensation.

Bei diesem asphyktischen Patiententypus finden sich warme Hände und gut gefüllte periphere Pulse, obwohl in weit vorgeschrittenen Stadien das Minutenvolumen zusammen mit dem fallenden Blutdruck oft zu Werten absinken kann, die unter dem Durchschnitt liegen. Dieser Zustand ist der Therapie besonders unzugänglich. Wir bevorzugen Sauerstoffzelte als die noch rationellste Behandlungsmethode. Digitalis ist sicherlich ganz besonders enttäuschend. Es kann wohl den Venendruck herabsetzen, jedoch bleibt eine Verbesserung des Minutenvolumens meistens aus, ja dieses kann sogar absinken (4). Zwar wurden Vergrößerungen des Minutenvolumens von COURNAND und Mitarbeitern (80) selbst in den Stadien mit hohem Minutenvolumen gesehen, doch waren die Veränderungen gering und von zweifelhafter Signifikanz. Wir haben an unserer Klinik einen Anstieg des Minutenvolumens nur dann gesehen, wenn es im späten Stadium bereits abgesunken war. Im frühen Stadium mit noch hohem Minutenvolumen wurden Anstiege nach Ouabain beobachtet. Die alte klinische Beobachtung von VAQUEZ und LUTEMBACHER (60) wies darauf hin, daß es gerade diese Gruppe war, in der Digitalis versagte, jedoch Ouabain manchmal einen gewissen Erfolg zeitigte. WOLLENBERGER (76 a) weist auf pharmakologische Experimente hin, die auf eine geringe Digitaliswirkung bei anoxisch bedingten Dekompensationen schließen lassen. Dies könnte die gewöhnlich schlechten Erfolge beim Cor pulmonale und bei der Dekompensation der Anämie erklären. Sollte eine der wesentlichen Wirkungen der Digitalis sein, die Sauerstoffausnützung des Herzens zu erhöhen (76), dann wäre es verständlich, wenn sie in jenen Fällen versagen würde, wo nur wenig oder gar kein zusätzlicher Sauerstoff im Koronarblut verfügbar ist. Dies würde auf die Anämie und das Emphysem zutreffen.

Ist beim akuten Cor pulmonale der Venendruck als Ergebnis einer ausgedehnten Pulmonalembolie erhöht, dann erinnert das klinische Bild gewöhnlich an das des Schocks. Der Blutdruck ist niedrig, der Puls klein und das Minutenvolumen des linken Herzens ist, offenbar in ähnlicher Weise wie bei größeren Blutverlusten, herabgesetzt. Der Venendruck vor dem Herzen ist erhöht und das rechte Herz arbeitet schwer gegen den erhöhten Widerstand im pulmonalen Gefäßbett. Soweit es das Herz betrifft, haben wir uns bisher an eine Politik der Nichteinmischung gehalten. Überlebt der Patient die Embolie, so erfolgt die Anpassung auf normalem physiologischem Wege und die Emboli werden letztlich organisiert und anscheinend langsam resorbiert. Es ist natürlich möglich, daß sich in manchen Fällen ein Zeitpunkt ergibt, in dem ein letales Ende durch Verabreichung kardialer Stimulantien vermieden werden könnte; da der Zustand oft so stark an jenen erinnert, der durch eine plötzliche Überlastung eines vorher normalen Herzens entsteht, könnte das rasch wirkende Ouabain von Nutzen sein, doch ist dies vorläufig nur Spekulation.

Erkrankungen des Perikards

Die Erkrankungen des Perikards als Ursache der Dekompensation sind selten, aber wichtig. Das Herz ist durch den es umgebenden rigiden Sack aus fibrösem Gewebe, der oft noch verkalkt sein kann, in seiner vollen Kontraktion behindert. Die Digitalisbehandlung ist von geringem oder gar keinem Nutzen, da sie in der Regel weder das Minutenvolumen noch den Druck beeinflußt. Die Behandlung der Wahl ist die chirurgische Intervention, deren Erfolg geradezu phänomenal sein kann.

Angeborene Herzerkrankungen

Angeborene Herzerkrankungen sind nur selten Ursachen einer Dekompensation. Die zyanotischen Formen sind durch die schlechte Sauerstoffversorgung ihrer peripheren Gewebe belastet. Eine Dekompensation kann sich in jenen Fällen entwickeln, in denen das rechte Herz durch eine schwere Pulmonalstenose überlastet wird. Die Digitalisbehandlung ist im allgemeinen enttäuschend.

Anfallsweises akutes Linksversagen

Das anfallsweise akute Linksversagen bei Hypertonien und Aortenklappenerkrankungen gibt Gelegenheit zu einer Reihe sehr interessanter Beobachtungen. Befindet sich der Patient einige Zeit in

Rückenlage, so tritt plötzlich intensive Atemnot und Erstickungsgefühl auf; er setzt sich, um Atem ringend, auf und besteht in schweren Anfällen sogar darauf, aus dem Bett zu steigen. Das Gesicht wird blaß und ist oft mit Schweiß bedeckt, die Extremitäten sind farblos und kalt, manchmal zyanotisch. Im Anfall steigt der arterielle Blutdruck, während das Verhalten der Halsvenen auch einen Anstieg des Venendruckes anzeigt. In schwersten Fällen entwickelt sich ein Lungenödem mit feuchtem Rasseln über den Basen oder der ganzen Lunge. Schaumiges und manchmal blutig gefärbtes Sputum wird expektoriert. Über das Vorhandensein eines begleitenden Bronchospasmus kann man geteilter Meinung sein. Die Atmung ist oft hörbar keuchend, doch findet sich bei der Auskultation fast nie eine spastische Komponente. Es ist nicht unmöglich, daß eine gewisse bronchiale Einengung durch eine Stauung in den Bronchialwänden entsteht, die auf dem Wege der Anastomosen zwischen pulmonalem und bronchialem Gefäßsystem zustande kommt. Wir hatten Gelegenheit, solche Anfälle mit dem Herzkatheter in situ zu untersuchen. Obwohl die arteriovenöse Sauerstoffdifferenz ansteigt, was bei sonst gleichbleibenden Bedingungen ein Absinken des Minutenvolumens bedeuten würde, wäre es möglich, daß der gesteigerte Stoffwechsel in der dyspnoischen Phase durch den erhöhten Sauerstoffverbrauch tatsächlich einen Anstieg des Minutenvolumens über seinen Ausgangswert bewirken könnte. Eingeleitet wird die ganze kardiovaskuläre Katastrophe ohne Zweifel durch das Versagen des linken Ventrikels, die Atemnot stellt dann noch weitere Anforderungen an das Herz, möglicherweise mit einem geringen Anstieg des Minutenvolumens, und der Circulus vitiosus ist so gegeben (Abb. 24).

Im Verlaufe der Behandlung sollten diese Mechanismen im Auge behalten werden. Es muß darauf hingewiesen werden, daß maximale Dosen Ouabain oder Digoxin durch ihre blutdrucksteigernde Wirkung den Zustand zeitweilig verschlechtern können. Aus diesem Grunde werden maximale Dosen besser vermieden. Unter den direkt angreifenden Herzmitteln, die in den vorausgehenden Kapiteln be-

SPEZIELLE THERAPEUTISCHE PROBLEME

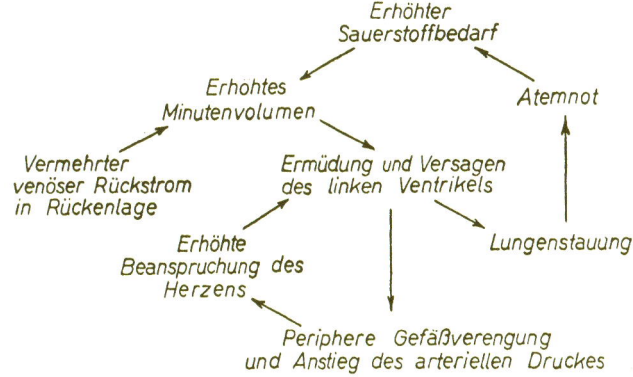

Abb. 24. Schema der Entwicklungsstufen eines Linksversagens in Rückenlage. Es ist bis jetzt nicht klargestellt, wie der Anstieg des arteriellen Druckes während des anfallsweisen Linksversagens zustande kommt. Es könnte sich um einen Reflex über Pressorezeptoren in der Nachbarschaft des Herzens handeln.

sprochen wurden, ist Theophyllin-Äthylendiamin das beste, doch muß es, wie erwähnt, langsam injiziert werden, um nicht durch die Anregung des Atemzentrums die Atemnot des Patienten zu erhöhen. Wahrscheinlich ist der Aderlaß die bessere Behandlungsmethode. Die Tendenz des Patienten, im Anfall aufzustehen, kommt ja einem physiologischen Aderlaß gleich, da das Blut in der unteren Körperhälfte zurückgehalten wird. Die Durchführung des Aderlasses kann jedoch manchmal schwierig werden und geschieht im unerwarteten Dringlichkeitsfalle wohl nicht so oft, als es wünschenswert wäre. Das wirklich souveräne Mittel ist Morphium. Jedoch genau anzugeben, wie es den Circulus vitiosus unterbricht, ist schwierig. Wir haben Morphiumgaben dort von Erfolg begleitet gesehen, wo Theophyllin versagt hat. Die Beruhigung des Patienten und die Verkleinerung der Atmung spielen ohne Zweifel eine Rolle. Der Druck im rechten Ventrikel fällt ab, ebenso der arterielle Druck, der linke Ventrikel erholt sich von der Belastung und das Lungenödem verschwindet. In der Nachbehandlung des Anfalles ist natürlich eine Digitalisierung notwendig und die Anfälle werden, sobald einmal die Erhaltungsdosis erreicht wurde, wesentlich geringer werden. Auch das Regime der Quecksilberdiuretika, das von GOLD und seinen Mitarbeitern empfohlen wurde, kann bei diesem Dekompensationstyp von großem Wert sein.

LITERATUR

1) HARRISON, T. R., Failure of the circulation. (London 1935)

2) McMICHAEL, J., Schweiz. med. Wschr. **76**, 851 (1946)

3) STEAD, E. A., Jr., WARREN, J. V., und BRANNON, E. S., Amer. Heart J. **35**, 528 (1948)

4) HOWARTH, S., McMICHAL, J., und SHARPEY-SCHAFER, E. P., Clin. Sci. **6**, 187 (1946)

5) McMICHAEL, J., und SHARPEY-SCHAFER, E. P., Quart. J. Med. **13**, 123 (1944)

6) McMICHAL, J., Amer. J. Med. **6**, 651 (1949)

7) SCHOTT, E., Dtsch. Arch. klin. Med. **108**, 537 (1912)

8) BARGER, A. C., GREENWOOD, W. F., DI PALMA, J. R., STOKES, J., und SMITH, L. H., J. applied Physiol. **2**, 81 (1949)

9) McMICHAEL, J., und SHARPEY-SCHAFER, E. P., Brit. Heart J. **6**, 33 (1944)

10) MÜLLER, E. A., Pflügers Arch. ges. Physiol. **238**, 638 (1937)

11) BRANNON, E. S., WEENS, H. S., und WARREN, J. V., Amer. J. med. Sci. **210**, 480 (1945)

12) PATTERSON, S. W., PIPER, H., und STARLING, E. H., J. Physiol. **48**, 465 (1914)

13) WIGGERS, C. J., Pressure pulses in the cardiovascular system. (London 1928)

14) WARREN, J. V., BRANNON, E. S., STEAD, E. A., Jr., und MERRIL, A. J., J. clin. Invest. **24**, 337 (1945)

15) LAUSON, H. D., BLOOMFIELD, R. A., und COURNAND, A., Amer. J. Med. **1**, 315 (1946)

16) RICHARDS, D. W., Jr., COURNAND, A., DARLING, R. C., GILLESPIE, W. H., und BALDWIN, E. DE F., Amer. J. Physiol. **136**, 115 (1942)

17) WIGGERS, C. J., Physiology in health and disease (Philadelphia 1949)

18) WARREN, J. V., BRANNON, E. S., STEAD, E. A., Jr., und MERRILL, A. J., Amer. Heart J. **31**, 418 (1946)

19) FLETCHER, C. M., Brit. Heart J. **7**, 143 (1945)

20) SHARPEY-SCHAFER, E. P., Clin. Sci. **5**, 125 (1944)

21) SHARPEY-SCHAFER, E. P., Lancet **2**, 296 (1945)

21 a) SCÉBAT, L., LENÈGRE, J., und MAURICE, P., Bull. Mêm. Soc. Hôp. Paris **65**, 134 (1949)

22) HICKAM, J. B., und CARGILL, W. H., J. clin. Invest. **27**, 10 (1948)

23) HOWARTH, S., MCMICHAEL, J., und SHARPEY-SCHAFER, E. P., Clin. Sci. **6**, 41 (1946)

24) RICHARDS, D. W., Jr., Amer. J. Med. **3**, 434 (1947)

25) STEAD, E. A., Jr., WARREN, J. V., und BRANNON, E. S., Arch. intern. Med. **81**, 282 (1948)

26) WALKER, A. M., SCHMIDT, C. F., ELSOM, K. A., und JOHNSTON, C. G., Amer. J. Physiol. **118**, 95 (1937)

27) PUGH, L. G. C., und WYNDHAM, C., Clin. Sci. **8**, 11 (1949)

28) SCEBAT, L., LENÈGRE, J. und MAURICE, P., Arch. Mal. Cœur (im Druck)

29) EVANS, W. A., Jr., und GIBSON, J. G., Jr., Amer. J. Physiol. **118**, 251 (1937)

30) GOLD, H., Cornell Conferences on Therapy **3**, 24 (1948)

31) MERRILL, A. J., J. Clin. Invest. **25**, 389 (1946)

32) MCCANCE, R. A., Lancet **1**, 765 (1936)

33) PRICE, N. L., Lancet **1**, 22 (1939)

34) MARAIS, O. A. S., und MCMICHAEL, J., Lancet **2**, 437 (1937)

35) BOYER, N. H., J. Amer. med. Assoc. **122**, 306 (1943)

36) FOLTZ, E. L., RUBIN, A., und STEIGER, W. A., Amer. J. med. Sci. **217**, 586 (1949)

37) HOWARTH, S., MCMICHAEL, J., und SHARPEY-SCHAFER, E. P., Clin. Sci. **6**, 41 (1946)

38) CURSCHMANN, H., Dtsch. Klin. **25**, 377 (1873)

39) FOWLER, W. M., HUREVITZ, H. M., und SMITH, F. M., Arch. intern. Med. **56**, 1242 (1935)

40) MERRILL, G. A., J. Amer. med. Assoc. **123**, 1115 (1943)

41) MACKENZIE, J., Brit. med. J. **1**, 587 (1905)

42) LEWIS, T., Diseases of the hearth. (London 1942)

43) CHRISTIAN, H. A., Amer. J. med. Sci. **157**, 593 (1919)

44) GAVEY, C. J., und PARKINSON, J., Brit. Heart J. **1**; 27 (1939)

45) ANITSCHKOW, S. W., und TRENDELENBURG, P., Dtsch. med. Wschr. **54**, 1672 (1928)

46) CATTELL, M., und GOLD, H. J., Pharmacol. exp. Ther. **62**, 116 (1938)

47) MCMICHAEL, J., Fed. Proc. **4**, 212 (1944)

48) PUGH, L. G. C., und WYNDHAM, C., Clin. Sci. (im Druck)

49) BLOOMFIELD, R. A., LAUSON, H. D., COURNAND, A., BREED, E. S., und RICHARDS, D. W., J. clin. Invest. **25**, 239 (1946)

50) LAGERLÖF, H. und WERKÖ, L., Acta Med. Scand. **132**, 495 (1949)

51) Wood, E. H., Geraci, J. E., Pollack, A. A., Groom, D., Taylor, B. E., Pender, J. W., und Pugh, D. G., Proc. Staff Meetings Mayo Clinic. **23**, 494 (1948)

52) Riley, R. L., Himmelstein, A., Motley, H. L., Weiner, H. M., und Cournand, A., Amer. J. Physiol. **152**, 372 (1948)

53) Harrison, T. R., und Leonard, B. W., J. clin. Invest. **3**, 1 (1926)

54) Ahmed, S., Bayliss, R. I. S., Briscoe, W. A., und McMichael, J., Clin. Sci. **9**, 1 (1950)

55) Dock, W., und Tainter, M. L., J. clin. Invest. **8**, 467 (1930)

56) Rytand, D. A., J. clin. Invest. **12**, 847 (1933)

57) Bloomfield, R. A., Rapoport, B., Milnor, J. P., Long, W. K., Mebane, J. G., und Ellis, L. B., J. clin. Invest. **27**, 588 (1948)

58) Wood, P., und Paulett, J., Brit. Heart. J. **11**, 83 (1949)

59) Harvey, R. M., Ferrer, M. I., Cathcart, R. T., Richards, D. W., Jr., und Cournand, A., Amer. J. Med. **7**, 439 (1949)

60) Vaquez, H., und Lutembacher, R., Pr. med. **36**, 129 (1928)

61) Fraenkel, A., und Thauer, R., Ergebn. inn. Med. **46**, 208 (1934)

62) Loubatières, A., Bouyard, P., Macabies, J., und Mouralis, G., J. Physiol. **41**, 207 (1949)

63) Bayliss, R. I. S., Etheridge, M. J., Hyman, A. L., Kelly, H. G., McMichael, J., und Reid, E. A. S., Brit. Heart J. **12**, 317 (1950)

64) Werkö, L. (Persönliche Mitteilung)

64a) Lagerlöf, H., und Werkö, L., Acta. Cardiol. **4**, 1 (1949)

65) Bayliss, R. I. S., und Kelly, H. G., Lancet **2**, 1071 (1949)

66) Porter, E., Quart. J. Med., New Series **2**, 33 (1944)

67) Gold, H., Kwit, N.T., Otto, H., und Fox, T., J. clin. Invest. **18**, 429 (1939)

68) Cushny, A. R., Action and uses in medicine of digitalis and its allies. (London 1925)

69) Heymanns, C., Le sinus carotidien. (Löwen 1929) S. 96

70) Sagall, E. L., und Wolff, L., New Engl. J. Med. **240**, 676 (1949)

71) Lenègre, J. (Persönliche Mitteilung)

72) Kopelman, H., und Lee, G. de J. (Unveröffentlichte Beobachtung)

73) Ray, T., und La Due, J. S., Amer. Heart J. **30**, 335 (1945)

74) Visscher, M. B., Minn. Med. **21**, 85 (1938)

75) Katz, L. N., Acta Cardiol. **2**, 67 (1947)

76) Finkelstein, M., und Bodansky, O., J. Pharmacol. exp. Ther. **94**, 274 (1948)

76a) WOLLENBERGER, A., J. Pharmacol. exp. Ther. **97,** 311 (1949)

77) STEWART, H. J., und COHN, A. E., J. clin. Invest. **11,** 917 (1932)

78) LA DUE, J. S., Ann. Intern. Med. **20,** 405 (1944)

79) MCMICHAEL, J., Edinb. med. J. **55,** 65 (1948)

80) FERRER, M. I., HARVEY, R. M., CATHCART, R. T., WEBSTER, C. A., RICHARDS, D. W., und COURNAND, A., Circulation **1,** 161 (1950)

81) WALKER, J. M., LOURIE, E. M., und BURN, J. H., Brit. J. Pharmacol. **5,** 306 (1950)

82) WALTON, R. P., LEARY, J. S., und JONES, H. P., J. Pharm. exp. Ther. **98,** 345 (1950)

KREISLAUF-LITERATUR

H. Rautmann, Braunschweig
Die Untersuchung und Beurteilung der röntgenologischen Herzgröße
XII, 146 Seiten mit 27 Abb. 1951. Brosch. DM 18,–, geb. DM 20,–

H. Schumann, Bad Nenndorf
Der Muskelstoffwechsel des Herzens
seine Physiologie, Pathologie und Klinik
VIII, 150 Seiten mit 17 Abb. 1950. Brosch. DM 14,50, geb. DM 16,50

K. E. Rothschuh, Münster
Elektrophysiologie des Herzens
Darstellung, Kritik, Probleme
XVI, 447 Seiten mit 145 Abb. 1952. Brosch. DM 42,–, geb. DM 45,–

E. Boden, Düsseldorf
Elektrokardiographie für die ärztliche Praxis
7. neubearb. Auflage. XX, 288 Seiten mit 246 Abb. 1952
Brosch. DM 26,–, geb. DM 29,–

A. Huttmann, Brasov/Rum.
Hilfstafeln zur elektrokardiographischen Diagnostik
XII, 51 Seiten mit 8 Tab. u. 1 Abb. 1950. Kart. DM 8,–

Zeitschrift für Kreislaufforschung
Herausgegeben von Prof. Dr. K. Spang – Stuttgart
Erscheint monatlich in Doppelheften im Umfang von 80 Seiten
Vierteljährl. DM 12,– (z. Zt. erscheint Bd. 42)

Archiv für Kreislaufforschung
Beihefte zur „Zeitschrift für Kreislaufforschung"
Herausgegeben von Prof. Dr. K. Spang – Stuttgart
Erscheint zwanglos in einzelnen Heften verschiedenen Umfanges
12 Hefte bilden einen Band. Preis des Bandes DM 48,– (z. Zt. erscheint Bd. 19)

Ausführliche Prospekte kostenlos

VERLAG VON DR. DIETRICH STEINKOPFF / DARMSTADT

Verhandlungen der Deutschen Gesellschaft für Kreislaufforschung

Band 15:
Hypertonie und Hypotonie
mit Anhang: Physikalische Bestimmung des Schlagvolumens
XXXIV, 416 Seiten mit 189 Abb. 1950. Karton. DM 48,–

Band 16:
Herzinsuffizienz
XXVIII, 274 Seiten mit 146 Abb. 1950. Karton. DM 26,–
Mit einem Beitrag von J. McMichael, Zur Klinik der Herzinsuffizienz

Band 17:
Lungenkreislauf
XXXII, 321 Seiten mit 138 Abb. 1951. Karton. DM 30,–
Mit einem Beitrag von W. Forssmann, 21 Jahre Herzkatheterung, Rückblick und Ausblick

Band 18:
Elektrokardiogramm
XXXV, 334 Seiten mit 150 Abb. 1952. Karton. DM 40,–

Band 19:
Kreislauf und Gehirn
In Vorbereitung, erscheint Ende 1953

Nauheimer Fortbildungs-Lehrgänge

Band 15:
Fortschritte auf dem Gebiet der Kreislauferkrankungen
IV, 91 Seiten mit 28 Abb. 1950. Karton. DM 9,–

Band 16:
Diagnostik und Therapie der Herzinsuffizienz. Kreislauf und vegetatives System
IV, 111 Seiten mit 30 Abb. 1951. Karton. DM 11,–

Band 17:
Überlastungs- und Aufbrauchsschäden an Herz und Kreislauf
Klinik, Prophylaxe, Therapie
IV, 139 Seiten mit 44 Abb. 1952. Karton. DM 13,50

Band 18:
Durchblutungsstörungen der Organe
ihre Diagnose und Therapie
IV, 124 Seiten mit 40 Abb. 1953. Karton. DM 13,–

VERLAG VON DR. DIETRICH STEINKOPFF / DARMSTADT

MIX
Papier aus verantwortungsvollen Quellen
Paper from responsible sources
FSC® C105338

If you have any concerns about our products,
you can contact us on
ProductSafety@springernature.com

In case Publisher is established outside the EU,
the EU authorized representative is:
**Springer Nature Customer Service Center GmbH
Europaplatz 3, 69115 Heidelberg, Germany**

Printed by Libri Plureos GmbH
in Hamburg, Germany